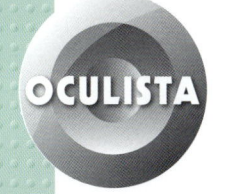

OCULISTA 編集企画にあたって…

コンタクトレンズは，角膜の生理メカニズムが解明され，コンタクトレンズ素材とデザインの技術革新によって，角膜に優しく光学的に優れたものが登場した結果，以前のものに比較してその安全性と有効性が向上しました．

また，その光学的な優位性や取り扱いの簡便性もあって，屈折異常の矯正手段として確固たる地位を確立しています．その結果，現在我が国は 1500 万人以上がコンタクトレンズを装用していると考えられます．これらコンタクトレンズ装用者の視機能を守ることは，アイケアに携わる我々の重大な責務であります．

コンタクトレンズ装用者がこれだけ多いと，そのニーズは多様化し，それに対応するべく，多数のコンタクトレンズやケア用品が登場し，たいへん複雑になっています．また，新しいタイプのコンタクトレンズが登場しては，古いタイプのものが消えており，コンタクトレンズの専門家でさえ，その実態を把握することは容易ではありません．

そこで本特集は，「最新 コンタクトレンズ処方の実際と注意点」と題して，コンタクトレンズの最新の状況を，短期間で効率よく理解できることを目指して構成いたしました．

まず，コンタクトレンズ処方に関しては，ハードコンタクトレンズ，従来型ハイドロゲルソフトコンタクトレンズ，シリコーンハイドロゲルソフトコンタクトレンズの 3 つに大別し，その処方の具体的手順を解説しています．次に，注意点として，コンタクトレンズ装用の安全性に関して最も懸念される角膜感染症の実態と治療法，感染やアレルギー性結膜炎に関与するコンタクトレンズの汚れ，およびケア用品とその指導法を説明しております．

また最近のトレンドとして，オルソケラトロジーと処方の実際を，コンタクトレンズ装用開始の低年齢化に関連して中学生・高校生に対するコンタクトレンズ処方を，コンタクトレンズ装用者の老視対策としての遠近両用コンタクトレンズ処方の実際，さらには，乱視矯正におけるソフトコンタクトレンズの役割を考えるためにトーリックソフトコンタクトレンズ処方の実際について，解説しております．

コンタクトレンズのエキスパートの方には，既にご存じの内容かもしれませんが，専門外の先生方，若い先生方にぜひ読んでいただきたい内容になっております．ぜひご一読いただいて，コンタクトレンズ診療にご興味を持っていただいたり，あるいは日常診療でお役に立てていただければ望外の喜びです．

最後に，ご執筆いただいた先生方には，ご多忙中にも関わらず快くご執筆いただきましたことに関しましてこの場をお借りして深謝申し上げます．

2014 年 4 月　　　　　　　　　　　　　　　　　　　　　　　　　　前田直之

KEY WORDS INDEX

和　文

あ, か
アカントアメーバ　23
遠近両用コンタクトレンズ　66
オルソケラトロジー　49, 57
ガイドライン　49
角膜形状　1
カラーCL　57
球面ソフトコンタクトレンズ　73
近視　49
啓発活動　57
健康教育　57
コンタクトレンズ　31, 66
コンタクトレンズ関連角膜感染症　23
コンタクトレンズケース汚染　23

さ, た
細菌性角膜炎　49
CL眼障害　57
CLケア　38
CLケアの歴史　38
脂質　31
従来型ソフトコンタクトレンズ　17
シリコーンハイドロゲルレンズ　11
すすぎ＋擦り洗い　38
スタンドアロンテスト　38
ステイニンググリッド　11
洗浄液　31
全乱視　73
素材　31
ソフトコンタクトレンズ　73
タンパク質　31
トーリックソフトコンタクトレンズ　73

な, は
二重焦点コンタクトレンズ　66
ハードコンタクトレンズ　1, 73
ハイドロゲルレンズ　17
フィッティング　17
ブルズアイパターン　49
フレキシブルウェア　11
ベースカーブ　1
ベベル　1

ま, や, ら
マルチパーパスソリューション　23
汚れ　31
乱視　73
リバースジオメトリーレンズ　49
緑膿菌　23
涙液交換　1
レンズ・ファースト　11
レンズケア　17
レンズ処方　17
レンズ調整　1
レンズの装着脱　17
連続装用　11
老視　66
老視矯正用コンタクトレンズ　66

欧　文

A, B, C
Acanthamoeba　23
adjustment of the HCL　1
astigmatism　73
base curve　1
bevel　1
bifocal contact lens　66
bull's eye pattern　49
changes in contact lens care　38
cleaner　31
color contact lens　57
contact lens　31, 66
contact lens care　38
contact lens related corneal infection　23
contamination　31
contamination of contact lens case　23
continuous wear　11
conventional soft contact lens　17
correcting contact lens for presbyopia　66

E, F, G, H
enlightening activities　57
fitting　17
flexible wear　11
guideline　49
hard contact lens　1, 73
HCL　1, 73
health education in school　57
hydrogel lens　17

L, M
lens care　17
lens first　11
lens handling　17
lens prescription　17
lipid　31
material　31
microbial keratitis　49
MPS　38
multi-purpose solution　23, 38
multifocal contact lens　66
myopia　49

O, P, R
ocular injury of contact lens　57
orthokeratology　49, 57
presbyopia　66
protein　31
Pseudomonas aeruginosa　23
reverse geometry lens　49
rub and rinse care　38

S, T
SCL　73
SEALs　11
shape of the cornea　1
SHCL　11
silicone hydrogel lens　11
soft contact lens　73
spherical soft contact lens　73
stainingrid　11
stand-alone biocidal and regimen test　38
superior epithelial arcuate lesions　11
tear exchange　1
toric soft contact lens　73
total astigmatism　73

WRITERS FILE
(50音順)

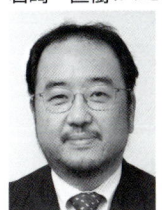

岩崎 直樹（いわさき なおき）
- 1985年 大阪大学卒業 同大学眼科入局
- 1987年 同大学医学部，研究生（円錐角膜外来）
- 1992年 オレゴン医療大学歯学部留学
- 1994年 大阪大学医学部，助手（緑内障外来）
- 1997年 岩崎眼科内科医院，副院長
- 2000年 イワサキ眼科医院，院長

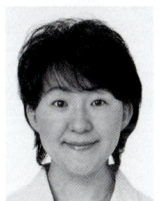

月山 純子（つきやま じゅんこ）
- 1995年 近畿大学卒業 同大学眼科入局
- 2001年 医学博士 医療法人宝生会PL病院眼科，医長
- 2004年 社会医療法人博寿会山本病院眼科，医長 近畿大学眼科，非常勤講師

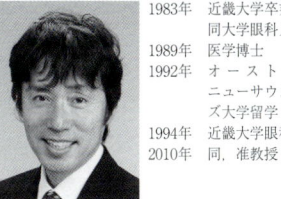

福田 昌彦（ふくだ まさひこ）
- 1983年 近畿大学卒業 同大学眼科入局
- 1989年 医学博士
- 1992年 オーストラリア，ニューサウスウェールズ大学留学
- 1994年 近畿大学眼科，講師
- 2010年 同，准教授

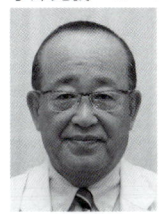

宇津見 義一（うつみ よしかず）
- 1978年 北里大学卒業 慶應義塾大学眼科入局
- 1986年 社会保険埼玉中央病院眼科，部長
- 1988年 済生会神奈川県病院眼科，医長
- 1990年 宇津見眼科医院，院長 慶應義塾大学眼科，非常勤講師
- 2000年 日本眼科医会，理事
- 2001年 北里大学眼科，非常勤講師
- 2002年 日本眼科医会，常任理事
- 2004年 国際医療福祉大学視機能療法学科，非常勤講師
- 2008年 日本医師会学校保健委員会委員，日本コンタクトレンズ学会監事

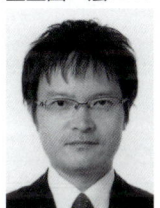

土至田 宏（としだ ひろし）
- 1992年 聖マリアンナ医科大学卒業 順天堂大学眼科入局
- 1998年 同大学大学院医学研究科修了 同大学眼科，助手 米国ルイジアナ州立大学眼科留学
- 2002年 順天堂大学眼科，助手 復職
- 2004年 同，講師
- 2007年 同，准教授
- 2009年 同大学医学部静岡病院眼科，准教授

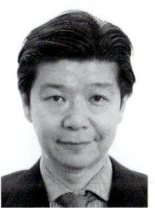

前田 直之（まえだ なおゆき）
- 1984年 高知医科大学（現，高知大学医学部）卒業
- 1992年 米国ルイジアナ州立大学眼科，リサーチフェロー
- 1995年 大阪大学眼科，助手
- 1999年 同，講師
- 2001年 同大学大学院感覚機能形成学，助教授
- 2004年 同大学大学院視覚情報制御学寄附講座，教授

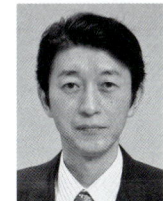

塩谷 浩（しおや ひろし）
- 1985年 福島県立医科大学卒業 同大学眼科入局
- 1990年 同，助手
- 1991年 医学博士取得
- 1992年 しおや眼科開業

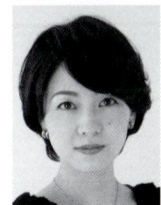

東原 尚代（ひがしはら ひさよ）
- 1999年 関西医科大学卒業 京都府立医科大学眼科入局
- 2000年 バプテスト眼科クリニック，医員
- 2003年 京都府立医科大学視覚機能再生外科学大学院
- 2007年 愛生会山科病院眼科，医長
- 2009年 京都府立医科大学視覚機能再生外科学後期専攻医員
- 2011年 ひがしはら内科眼科クリニック（京都府亀岡市） 京都府立医科大学眼科，非常勤医師（円錐角膜・CL外来担当）

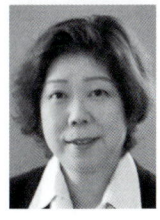

松久 充子（まつひさ あつこ）
- 1981年 日本医科大学卒業 同大学付属病院眼科，研修医 浜松医科大学眼科，研修医
- 1983年 同大学眼科，助手
- 1985年 国立静岡病院眼科
- 1988年 さくら眼科

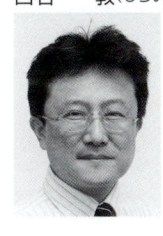

白石 敦（しらいし あつし）
- 1986年 日本医科大学卒業 同大学第2外科入局
- 1994年 シンシナティ大学眼科，客員講師
- 1998年 愛媛大学眼科入局
- 2005年 同大学視機能外科学，講師
- 2008年 同大学視機能再生学，准教授
- 2012年 同大学眼科学，准教授

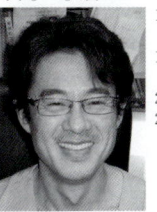

平岡 孝浩（ひらおか たかひろ）
- 1993年 筑波大学卒業 同大学眼科入局
- 1999年 茨城西南医療センター病院眼科，科長
- 2002年 筑波大学眼科，助手
- 2005年 同，講師

最新 コンタクトレンズ処方の実際と注意点

編集企画／大阪大学教授　前田　直之

1. ハードコンタクトレンズの処方……………………………………東原　尚代　　*1*

    ハードコンタクトレンズは強い近視や乱視，円錐角膜が適応になるが，処方の際はケラト値だけでなく，角膜全体の形状や眼瞼の状態を考慮してデザインを選択する．

2. シリコーンハイドロゲルレンズの処方……………………………岩崎　直樹　　*11*

    SHCL は硬く SEALs の発生に注意．酸素透過性が高いが，連続装用よりフレキシブルウェアを勧める．脂質汚れに弱く，CL を装用してから化粧，外してから化粧落としを．

3. 従来型ハイドロゲルソフトコンタクトレンズの処方…………土至田　宏　　*17*

    CL の種類が増え，レンズ処方やケアの選択において混乱をきたしやすい現在において，最も古いカテゴリーに属する従来型 SCL の立ち位置の変化を交えながら解説する．

4. コンタクトレンズ関連角膜感染症の実態と治療………………福田　昌彦　　*23*

    CL による角膜感染症は，2 週間頻回交換ソフトコンタクトレンズ装用者に多く，緑膿菌とアカントアメーバが大半である．それらは杜撰な CL ケアから起こる CL ケース内汚染が原因である．

5. コンタクトレンズの汚れと指導……………………………………月山　純子　　*31*

    CL 汚れに対応するには，原因，素材，ケア用品，使用方法などさまざまな要素を考えながら行うが，種類も多く複雑である．本稿では知識の整理をし，要点をまとめた．

Monthly Book
OCULISTA

編集主幹／村上　晶　高橋　浩

CONTENTS

No.14/2014.5 ◆目次

6. コンタクトレンズのケア用品と指導……………………………白石　　敦　38

　MPS は簡便な SCL 消毒システムであるが，他の消毒法に比較して消毒効果が弱く，擦り洗い，すすぎ，浸漬による消毒を合わせて初めて消毒効果をもつと考えるべきである．

7. オルソケラトロジーと処方の実際……………………………平岡　孝浩　49

　細菌性角膜炎のような重篤な合併症を防ぐためには適応と禁忌を遵守することが重要である．過度な矯正を行うと視機能や患者満足度も低下しやすい．

8. 中学生・高校生に対するコンタクトレンズ処方………………宇津見義一　57

　平成 21 年度の全国の中高生の CL 使用状況と中高生への CL 処方の実際，CL 眼障害，オルソケラトロジー，カラー CL そして学校での健康教育について解説する．

9. 遠近両用コンタクトレンズの処方……………………………松久　充子　66

　遠近両用 CL の処方において最も重要なことは正しい屈折検査である．あとはマニュアルに沿って度数を決定することと，遠見近見視力は両眼視で測定することが成功のカギである．

10. トーリックソフトコンタクトレンズの処方……………………塩谷　　浩　73

　トーリック SCL の処方で重要なポイントである処方適応とともに，円柱軸補正におけるガイドマークと円柱軸の関係について解説した．

● Key words index ……………………………… 前付 2
● ライターズファイル …………………………… 前付 3
● Fax 注文用紙 …………………………………… 86
● Fax 住所変更届 ………………………………… 87
● バックナンバー一覧 …………………………… 88
● MB OCULISTA 次号予告 ……………………… 90
● 掲載広告一覧 …………………………………… 90

「OCULISTA」とはイタリア語で眼科医を意味します．

遠くも近くも見える贅沢

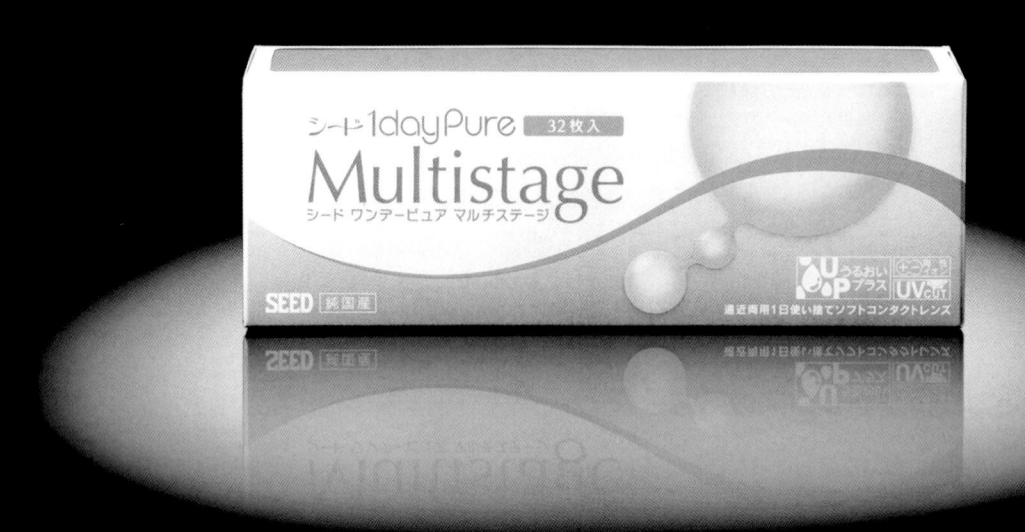

遠近両用1日使い捨てソフトコンタクトレンズ

国産の実力

シード 1dayPure Multistage
シード ワンデーピュア マルチステージ

承認番号 22100BZX00759000

ベースカーブ	8.8 mm	
直　径	14.2 mm	
中心厚	0.07 mm(-3.00D)	
包　装	1箱32枚入	

球面度数	+5.00D〜-10.00D (0.25DSTEP)
加入度数	Aタイプ(+0.75D) Bタイプ(+1.50D)

-6.00以上の
ハイパワーも
0.25STEP!

※最新の規格についてはお問い合わせください。

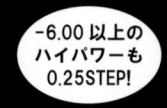

株式会社 シード
TEL 03-3813-1111(代)

シードホームページ
http://www.seed.co.jp

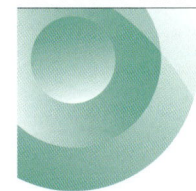

◎特集／最新 コンタクトレンズ処方の実際と注意点

ハードコンタクトレンズの処方

東原尚代*

Key Words: ハードコンタクトレンズ(HCL ; hard contact lens), 角膜形状(shape of the cornea), 涙液交換(tear exchange), ベースカーブ(base curve), ベベル(bevel), レンズ調整(adjustment of the HCL)

Abstract : HCL は強度近視や中等度以上の乱視, 円錐角膜によい適応になるため, 処方の術を習得することは大切である. HCL 処方を成功させるポイントは, 角膜形状や眼瞼の状態をみながらベースカーブやレンズサイズ, ベベルデザインを選択することである. 涙液交換が良好で眼瞼や角結膜に圧迫しないようなデザインを選択する合わせ方は, 健常眼だけでなく円錐角膜も通用する. また, 実際に処方した後も患者は異物感や見え方の不具合を訴えることがあり, それぞれの原因を見極めて対処しなければならない.

はじめに

ハードコンタクトレンズ(以下, HCL)は円錐角膜や角膜移植術後, 角膜外傷後などの不正乱視はもちろんのこと, 強度近視や中等度以上の乱視にもよい適応となるため, HCL 処方の術を習得することは大切である. HCL は良好な視力矯正が得られ, 涙液交換のよさや高い酸素透過性から安全面で評価できる[1,2]が, 処方自体が難しいと考える眼科医も多いのではないだろうか. 一方, 患者の立場で考えると, 異物感やくもりなどが装用するうえで大きなハードルになる. また, それに対して眼科医がどのように対応するかは経験を必要とされる. 本稿では, HCL 処方の実際について症例を提示しながら解説する.

HCL 処方の際の基礎知識

1. HCL の各部位の名称

まず, HCL の各部位の名称を図 1 に示す. 処方時に知っておくべき HCL の名称として, レンズサイズ, ベースカーブ(BC)がある. レンズの周辺部をベベルと言い, 外面と内面ベベルに分かれる. ベベルは涙液交換やレンズの動き, レストポジション, 装用感に影響する. レンズ中心の厚みと周辺の厚みの差で度数が決まる.

2. HCL フィッティングの見方

HCL フィッティングの見方の手順は, まず, 眼瞼幅, 瞬目の状態を肉眼で観察し, 細隙灯顕微鏡検査では白色拡散光の弱拡大で HCL の動きを観察する. 次に, ごく少量のフルオレセインで染色する. このとき, 染色液に過不足があるとフィッティングのパターンを評価できないため注意する. 特に初心者では HCL を装着するだけで反射性涙液分泌が生じ, フルオレセイン色素がすぐに希釈されたり, 多い涙液量のために HCL が急速落下したりで判定に影響が出るため, HCL 装用の異物感を減らす目的で点眼麻酔を用いるとよい. フルオレセインパターンの判定は, まず, 瞬目での HCL の動きを確認した後, 下眼瞼ごしに指で HCL を角膜中央部へ移動させて評価するが, 詳細は次項に記載する. 最後に患者に下方視させてレンズエッジが周辺の角結膜を圧迫していないかどうか確認する.

---

* Hisayo HIGASHIHARA, 〒621-0861 亀岡市北町 57-13 ひがしはら内科眼科クリニック, 副院長／京都府立医科大学眼科

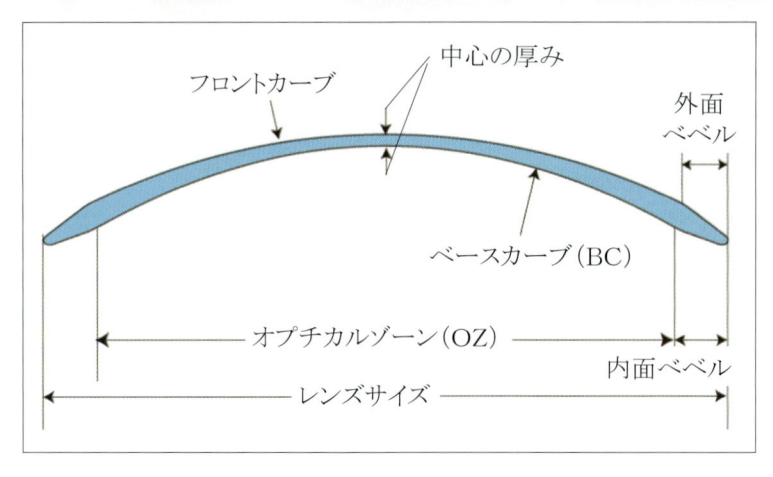

図 1. ハードコンタクトレンズの各部位の名称

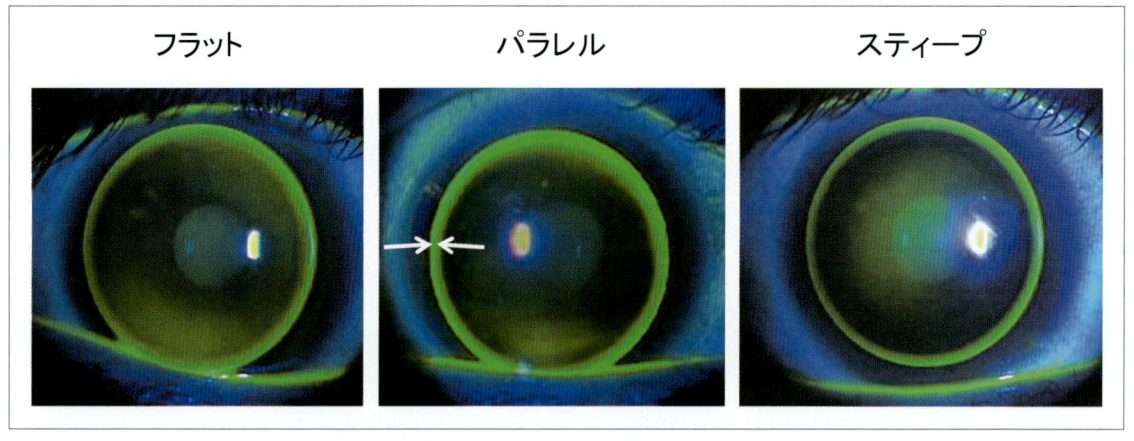

図 2. フルオレセイン染色パターン
ベベル幅はレンズサイズが 8.8 mm のとき，0.6 mm 程度が良好(白矢印).

3. フルオレセイン染色パターン

フルオレセイン染色のパターンは，角膜の曲率半径と HCL 内面の BC が同じで，レンズ下の涙液が均一に染色されている場合を「パラレル」，レンズ中央がタッチして周辺部が浮いているなら「フラット」，角膜の曲率が BC よりも大きくレンズ下に薄い涙液がたまっていると「スティープ」と判断する(図2)．ベベル幅はレンズサイズが 8.8 mm のときには，0.6 mm 程度が良好と判断する．一般に，フラットフィッティングのときにはベベル幅は広め，スティープフィッティングのときにはベベル幅は狭くなる．ただし，ベベルデザインは HCL メーカーによって大きく異なることを知っておかなければならない(図3)．一方，角膜と HCL 間の涙液はレンズとしても働く．パラレルのときはこの涙液はレンズの働きをなさないが，フラットのときはマイナスレンズとして働き，スティープのときはプラスレンズとして働く(図4).

4. HCL 動きの判定

HCL は瞬目で角膜上を動くが，パラレルに処方された場合は，瞬目によって上方に引き上げられたレンズが，スムーズに下がって角膜中央部に落ち着く「緩徐下降型」をとり，良好な涙液交換が期待できる．スティープであれば，レンズはあまり動かず「微動型」をとることが多くなり，涙液交換は悪くなる．逆に，少しフラットであれば「蛇行型」を，かなりフラットであればレンズは早い動きで落ちる「急速落下型」をとる(図5)[3]．しかし，角膜上でレンズがパラレルなフィッティングであったとしても，眼瞼形状や，レンズ厚みなどが HCL 動きに影響する(図6)．例えば，瞬目が浅い，あるいは眼瞼圧が弱いとレンズが引き上がらずに下方安定となるし，眼瞼下垂がある，あるいは眼

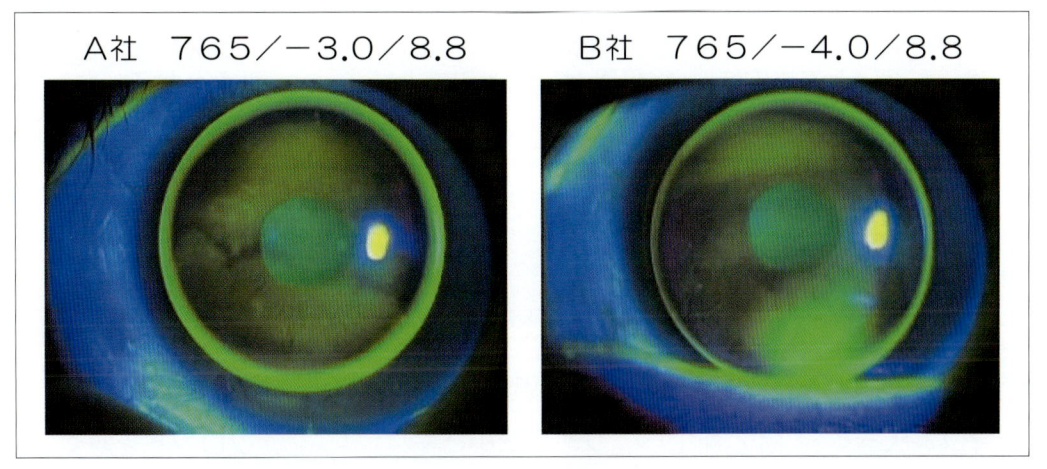

図 3. ベベル幅の違い
同じ BC, サイズであってもメーカーが異なるとベベル幅が異なる．A 社のベベル幅は適切であるが，B 社のベベル幅は狭くタイトなフィッティングになっている．ベベル幅が狭いと動きも少なくなり，涙液交換が悪くなる．

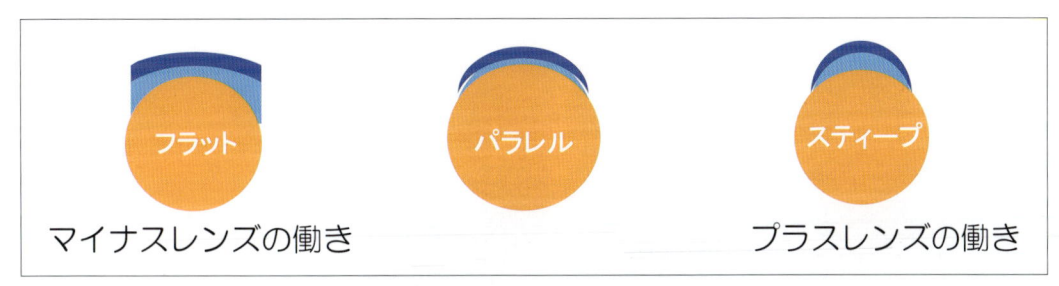

図 4. 涙液レンズのシェーマ
パラレルフィッティングのときには涙液はレンズの働きをしないが，フラットのときにはマイナスレンズの働き，スティープのときにはプラスレンズの働きをなす．

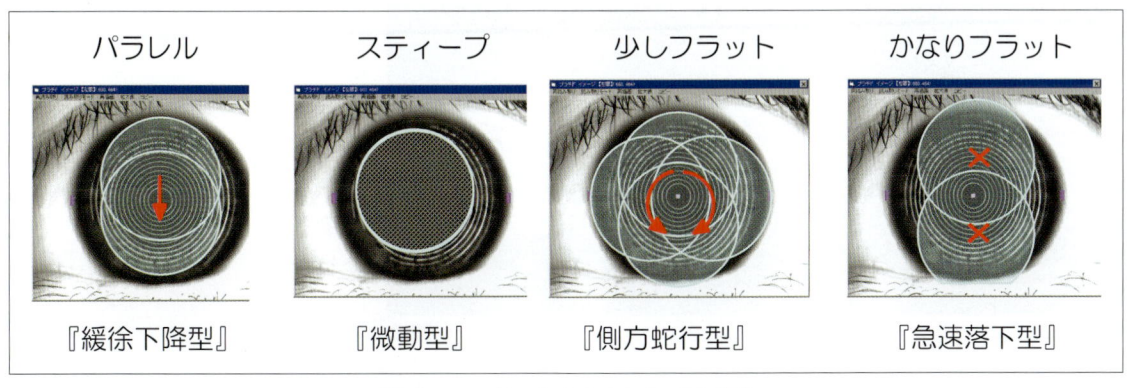

図 5. ハードコンタクトレンズの動き

瞼圧が高い場合には上眼瞼がレンズをくわえこんで，レンズは上がり気味になる．瞬目や眼瞼形状に問題がなくても，強度近視でレンズ周辺の厚みがあるだけでレンズは上方偏位となる．こういった問題には，レンズサイズを上手に選択したり，レンズ周辺部に溝加工 (MZ) を施す，レンズの厚みを減らすなどの研磨による微調整が必要になってくる (図 6).

異物感への対処

HCL 処方を成功させるためには，異物感への対処を知っておくことが大切になる．患者の訴え

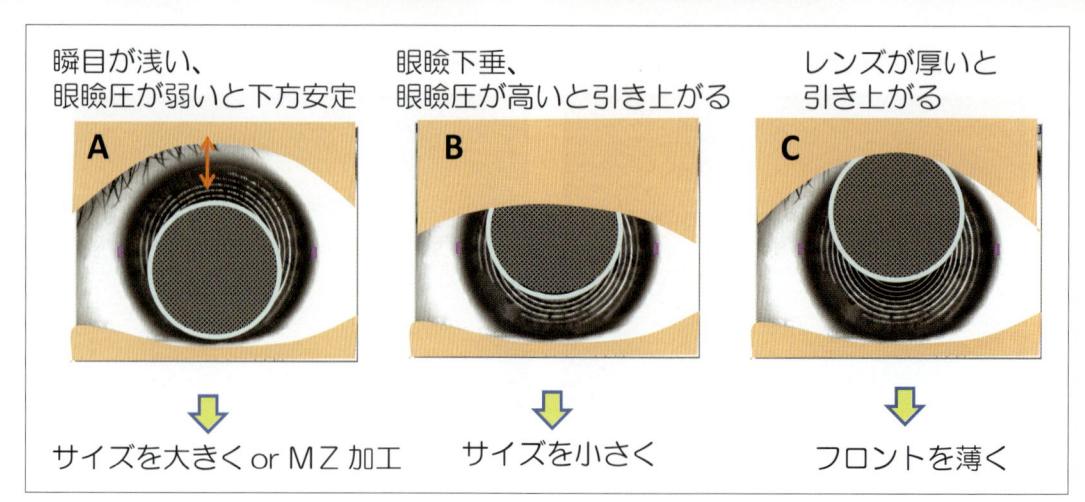

図 6. 眼瞼形状や HCL 厚みが動きに影響する.
A：瞬目が浅い場合や上眼瞼の圧が弱いとレンズが下方安定になる.
B：眼瞼下垂がある場合や上眼瞼の圧が高いとレンズが上方へ引き上がる.
C：強度近視でレンズ周辺部の厚みが強くなればレンズは上方偏位となる.

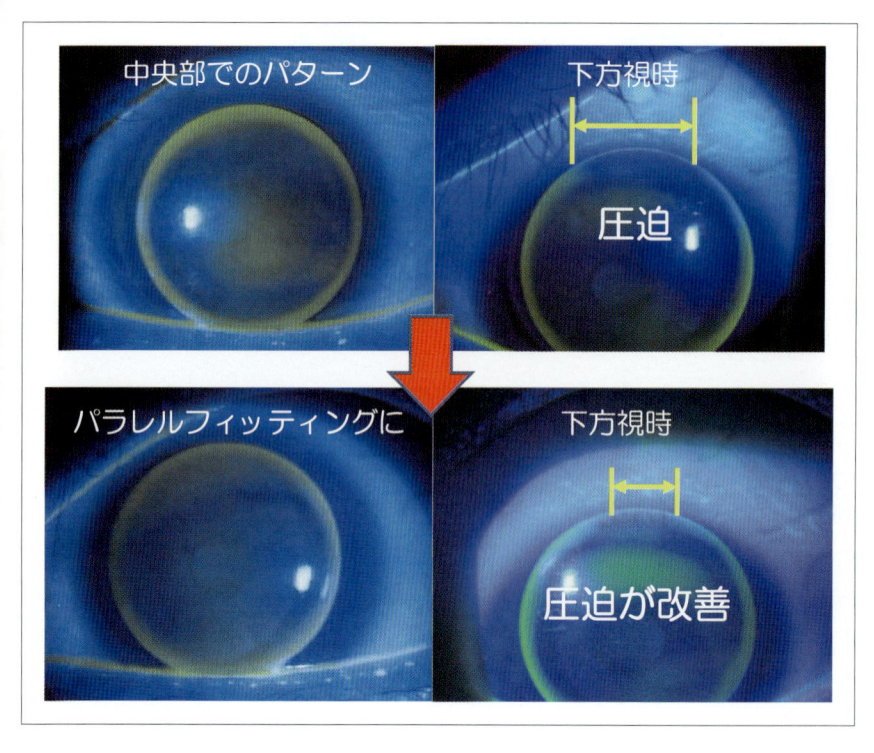

図 7.
レンズエッジ調整による異物感への対処

に対して，BCやレンズサイズを変更するだけでは解決できないこともあり，患者の角膜形状や眼瞼の状態に合わせてレンズの調整が必要になる[4)~6)]．異物感の一番の原因は，レンズエッジによる周辺の角結膜への圧迫である．図7にレンズエッジ調整前後のフルオレセイン染色の写真を提示する．レンズ調整前の角膜中央部でのパターン（左上）は，ややスティープフィッティングで，ベベル幅もやや狭く，下方視時には12時方向は周辺の角結膜が圧迫されてベベル幅は非常に狭くなり（右上），周辺の角結膜に対して当たり気味になっているのが分かる．このレンズのエッジリフトを大きく調整すると，右下の写真のように，12時方向の圧迫は解消され，涙液交換も改善して，左下の写真のように角膜中央はパラレルフィッティングに変化し異物感は消失した．

角膜中央部でパラレルになるよう HCL デザインを選択しなければならないが，角膜周辺になるほど曲率は大きくなり[7]，その度合いは個々の症例によって異なるため，周辺角膜に対してタイトにならないようレンズエッジのデザインを考慮するとよい．筆者がよく処方するサンコンタクトレンズ社の HCL では，3 つの異なるベベルデザインを選択できる（図 8）．Ⅰ型，Ⅱ型，Ⅲ型と大きくなるほど，エッジの浮きあがりが高くなる．8.8 mm 前後の標準的なサイズの場合，エッジリフトはⅡ型で作成するが，角膜周辺部の扁平化が大きい場合，あるいはレンズサイズを大きくするときにはⅢ型を，周辺角膜の扁平化が少ない場合やレンズサイズが小さい場合にはⅠ型を選択している．なお，処方の際のベベルデザインの記載法は，BC/度数/サイズの後に，ⅡあるいはⅢといったようにベベルデザインを指定する数値を追記する．

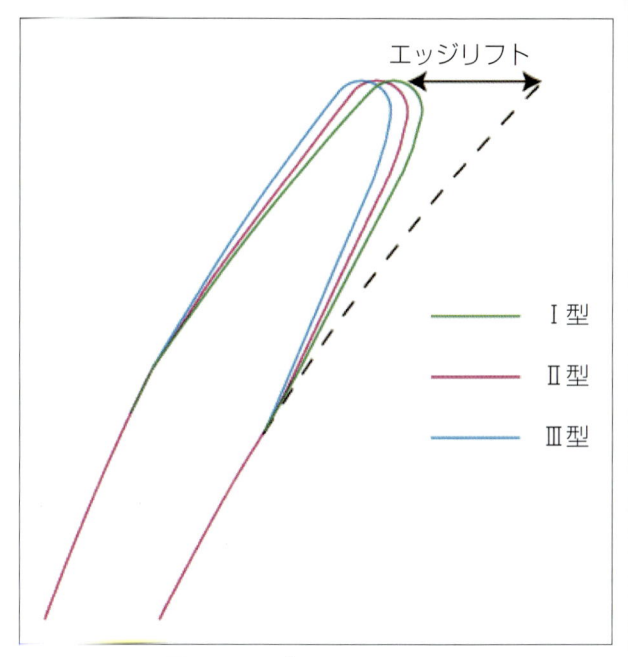

図 8.　レンズエッジのデザイン

HCL 処方の実際

1．BC の選択

まず，円錐角膜以外では，BC の選択にはケラト値を参考にするとよい．オートレフケラトメーターで角膜曲率半径を計測し，強主経線と弱主経線の中間値を求め，中間値よりも 0.05〜0.10 mm 大きな BC を選択する．例えば，強主経線が 7.70 mm，弱主経線が 7.90 mm の場合，中間値は 7.80 mm になるので BC は 7.85〜7.9 mm を選択することになる．ここで忘れてはいけないのが，通常のケラトメーターは角膜中央 2〜3 mm の範囲しか計測していないという点である．人の角膜は周辺部にいくにつれて大きくなって扁平化しており，その程度にも個人差があるため，ケラト値はあくまで参考にする程度にとどめる．もしも角膜形状解析装置があれば角膜全域の形状を測定できるので，円錐角膜や角膜移植後のだけでなく，健常眼においても角膜形状解析を行って角膜全域の曲率半径を計測してレンズデザインを選択できると素晴らしい．

2．サイズの決定

レンズサイズは瞼裂幅や角膜径をみて決めるが，多くのトライアルレンズのサイズは 8.8 mm 前後が多いので，まずはこれで試してみるとよい．うまくいかない場合は，サイズの変更を行うが，一般的にレンズサイズを大きくするときには，同時に BC も大きく変更しなければならない．同じ BC でも直径が大きくなると，弧の深さ（SAG）も深くなってフィッティングは変化する[6]．角膜径が大きい，瞼裂幅が広い，角膜曲率半径が大きい場合は比較的大きなレンズサイズを選択する．逆に，角膜径が小さい，瞼裂幅が狭い，角膜曲率半径が小さい場合はレンズサイズを小さくするとよい．

症例別 HCL 処方

1．強度近視に対する HCL 処方と注意点

型どおりにトライアルレンズの BC，サイズを選択して適切なデザインを探すが，強度近視の場合は最終決定したトライアルレンズを装用して眼鏡による追加矯正を行う段階で最初の問題に直面する．通常，トライアルレンズの度数は−3.0 D〜−4.0 D が一般的であるが，強度近視の場合は，その上から−4.0 D 以上の追加矯正が必要とな

表 1. 頂点間距離補正表

眼鏡度数	CL 換算度数 マイナス	CL 換算度数 プラス
4.00	3.75	4.25
4.25	4.00	4.50
4.50	4.25	4.75
4.75	4.50	5.00
5.00	4.75	5.25
5.25	5.00	5.50
5.50	5.25	6.00
5.75	5.50	6.25
6.00	5.50	6.50
6.25	5.75	6.75
6.50	6.00	7.00
6.75	6.25	7.25
7.00	6.50	7.75
7.25	6.75	8.00
7.50	7.00	8.25
7.75	7.00	8.50
8.00	7.25	8.75
8.25	7.50	9.25
8.50	7.75	9.50
8.75	8.00	9.75
9.00	8.00	10.00
9.25	8.25	10.50
9.50	8.50	10.75
9.75	8.75	11.00
10.00	9.00	11.25
10.50	9.25	12.00
11.00	9.75	12.75
11.50	10.00	13.25
12.00	10.50	14.00
12.50	10.75	14.75
13.00	11.25	15.50
13.50	11.50	16.00
14.00	12.00	16.75
14.50	12.25	17.50
15.00	12.75	18.25
15.50	13.00	19.00
16.00	13.50	19.75
16.50	13.75	20.50
17.00	14.00	21.25
17.50	14.50	22.25
18.00	14.75	23.00
18.50	15.25	23.75
19.00	15.50	24.50
19.50	15.75	25.50
20.00	16.25	26.25
20.50	16.50	27.25
21.00	16.75	28.00
21.50	17.00	29.00

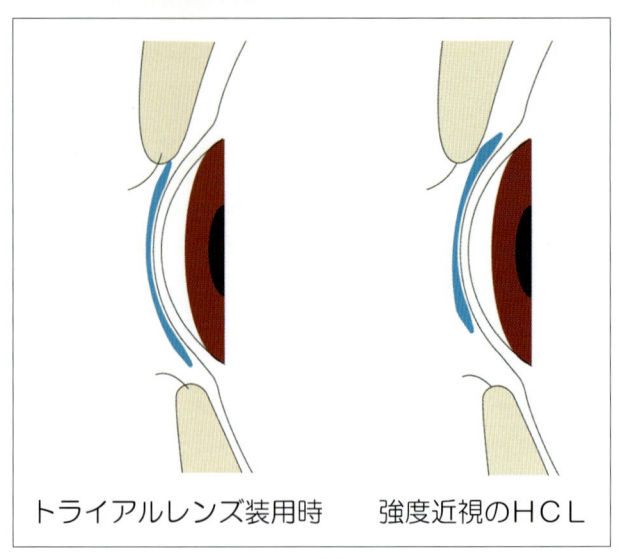

図 9. 強度近視の HCL
度数が低いトライアルレンズ装用時には良好なフィッティングであっても(左)，作成した HCL はレンズ周辺部の厚みが強く，上眼瞼によって引き上がってしまう．

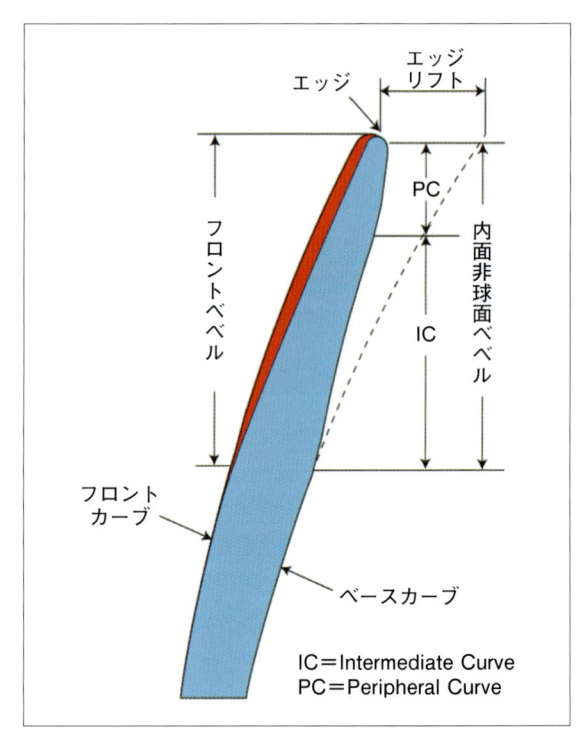

図 10. フロントカット調整のシェーマ
通常，HCL のベベルはフロントベベルと内面ベベルが同じ幅でできていることが多いが，フロントカット調整を行うと(赤色部分)，内面ベベルと同じ幅だったフロントベベルが，レンズ中心部へ幅が広がる．その結果，オプチカルゾーンが狭くなるがレンズ周辺部の厚みが薄くなって装用感やレンズ静止位置が改善する．過度にフロントをカットすると，オプチカルゾーンが狭くなって見え方に影響するため，最大 1 mm までの調整にとどめることに留意したい．

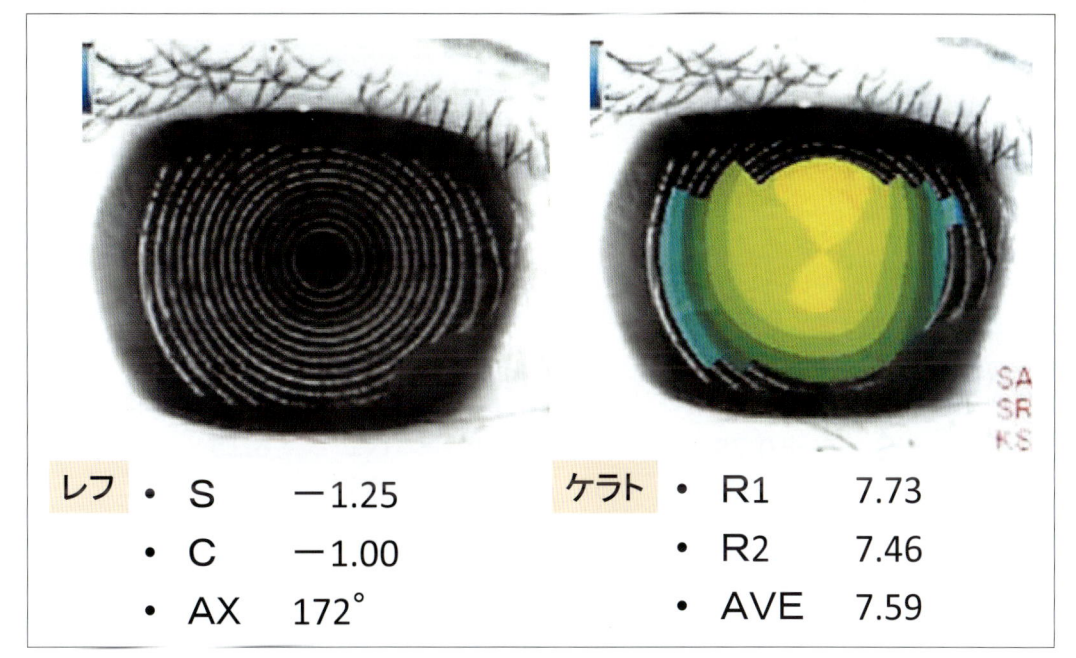

図 11. 弱度乱視症例のプラチドリングとカラーマップ
ファーストトライアルレンズの BC は弱主経線の値を参考に 7.75 mm を，サイズは眼瞼幅をみて標準の 8.8 mm とした．

る．処方する度数は，そのまま単純に足し算するのではなく，頂点間距離補正を行う．そもそも CL は薄い涙液層を介すが，ほぼ角膜上に位置して屈折異常を矯正する．一方，眼鏡は眼前約 12 mm の位置で矯正するため，追加矯正が ±4.0 D を超える場合に換算表（表 1）を用いて 12 mm 分を補正しなければならない．また，強度近視眼では，度数が強いゆえにレンズの周辺部の厚みが増すため，トライアルレンズで問題なく装用できていても，いざ HCL を作成するとレンズ周辺部の厚みによって上方偏位となりやすい（図 9）．HCL 処方の際に度数が -5.0 D 以上になる場合はレンズのフロント部分を薄く（フロントカット）して作成するとよい（図 10）．

2．正乱視（角膜直乱視）に対する HCL 処方と注意点

弱度乱視であれば，トーリックソフトコンタクトレンズ（SCL）でも対応可能であるが，もともと HCL を装用していた患者が SCL へ切り替える際には，レンズによる角膜を押さえる効果がなくなるので，SCL 処方後に屈折度数が変動しやすい．筆者は，もともと HCL を装用していた症例には弱度乱視であっても不具合がなければ HCL を処方している．弱度乱視症例のプラチドリングとカラーマップ写真を示す（図 11）．弱度乱視のトライアルレンズの BC は弱主経線あたりを選択するとよい．中等度以上の乱視になると，弱主経線と強主経線の差が大きくなるため，トライアルレンズの BC はケラト値の平均値と弱主経線の中間値あたりを参考にする．例えば，R1＝8.15 mm/R2＝7.48 mm/AVE＝7.81 mm であればトライアルレンズの BC は 8.00 mm となる（図 12）．直乱視の角膜中央部のフィッティングパターンは，角膜と接触するエリアがちょうど太鼓の形状を呈し，レンズ上下の浮きが強くなって逆に角膜の 3-9 時方向はベベル幅が狭くなる．そのため，角膜の 3-9 時方向を圧迫しない均一なベベル幅が形成される BC とエッジリフトデザインを選択する（図 13）[8]．

3．円錐角膜に対する HCL 処方と注意点

円錐角膜の角膜形状の特徴は，角膜中央部と周辺部（特に上方）の曲率半径の差が非常に大きいという点である．円錐角膜で HCL を処方する場合，角膜中央のケラト値のみを参考にしてレンズを選ぶと周辺角膜に対してタイトなフィッティングになるため，角膜全体（特に上方周辺部）の形状を考える必要がある．京都府立医科大学眼科では，円

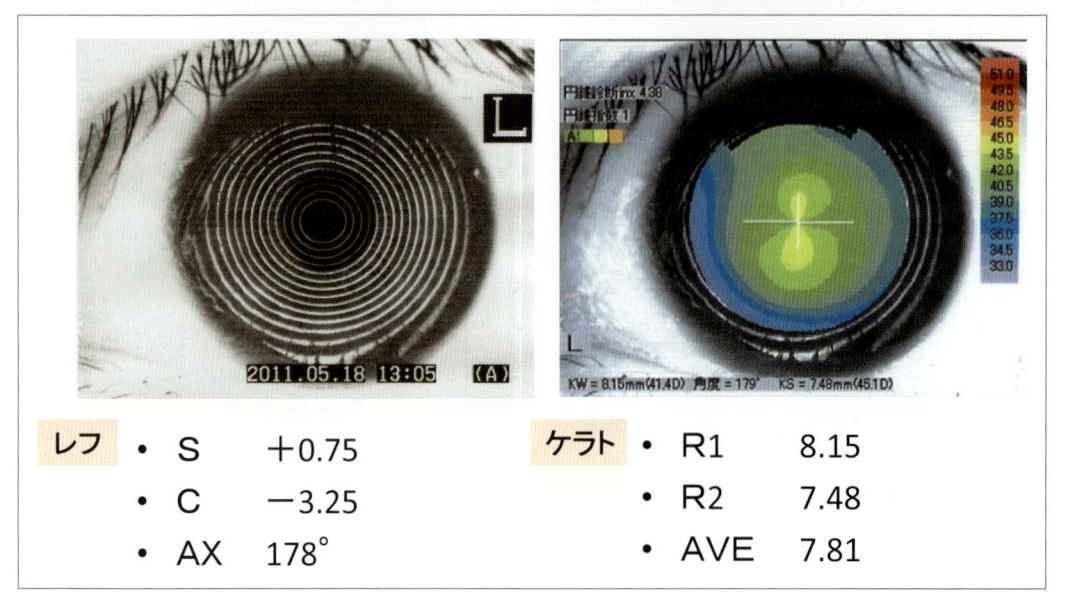

図 12. 中等度乱視症例のプラチドリングとカラーマップ
ファーストトライアルレンズの BC はケラト値の平均値と弱主経線の中間値を参考に 8.00 mm とした．

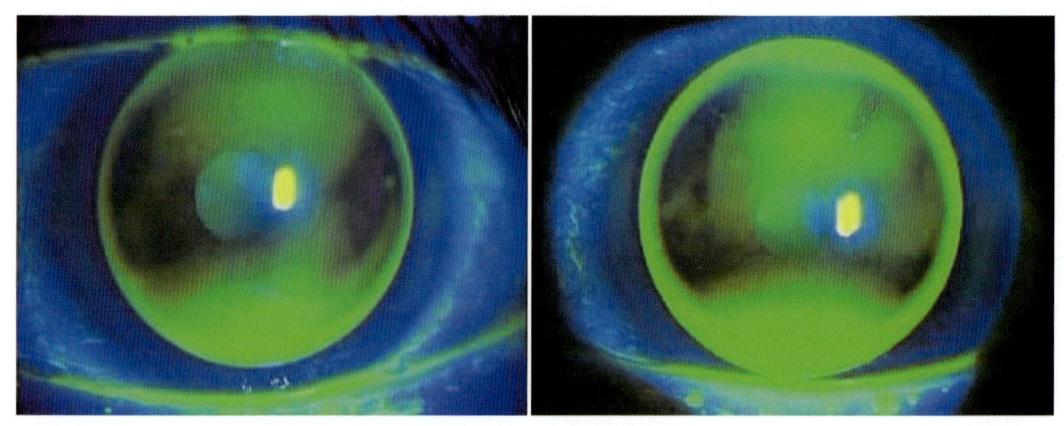

図 13. 中等度直乱視症例の HCL フルオレセイン染色
どちらも BC 8.00 mm，サイズ 8.8 mm の HCL フルオレセイン染色で，左はエッジリフトが標準のⅡ型，右はエッジリフトが高いⅢ型である．同じ BC，サイズでもエッジリフトのデザインが違うと，フルオレセインパターンが大きく異なる．3-9 時方向への圧迫を減らすためにはⅢ型がよいと思われる．

錐角膜には積極的に球面 HCL をフラットメソッドで処方しており，その BC はおおむね 7.70～8.00 mm あたりが多い[9]．レンズサイズは正常角膜と同様に標準は 8.8 mm を，中等度以上の円錐角膜では 9.4 mm や 10.0 mm の大きめを選択する．

円錐角膜のフィッティングは，角膜中央部と角膜上方で接触する 2 点〜3 点接触法が基本になる．始めにレンズの動きとレストポジション，次に下眼瞼ごしに HCL を角膜中央部に移動させてのフィッティングを確認し，最後に患者に下方視してもらいレンズエッジが角膜周辺部を圧迫していないかを診察する．つまり，2 点接触法で合わせる以外は，正常角膜と同じ要領で確認すればよいのである．ただし，突出した角膜に HCL を装着させるのは意外と難しく，患者が正面視したまま HCL を装着すると瞬目ですぐに外れてしまう．患者にやや下方視してもらい，上眼瞼を持ち上げて角膜上方に HCL を沿わせるように入れるのがポイントである．

図 14 に示す症例は両眼性の円錐角膜である．試しに BC 7.80 mm，サイズ 8.8 mm のトライア

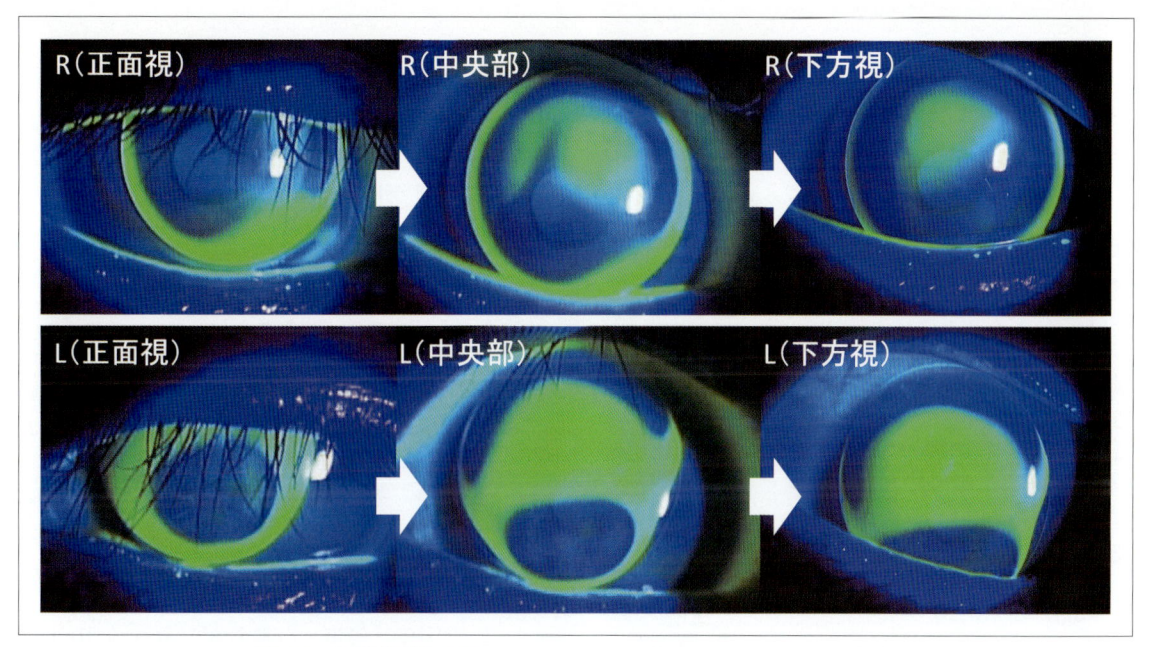

図 14. 円錐角膜に BC 7.80 mm, サイズ 8.8 mm の HCL を装用

左右眼で重症度が異なる円錐角膜に BC 7.80 mm, サイズ 8.8 mm の HCL を装着させた. 右眼は軽度円錐角膜であり角膜中央部で 3 点接触になっているのが分かる. 下方視させると, 上方角結膜への圧迫は強くないので II 型を選択した. 左眼は角膜最周辺部と中央やや下方が当たる 2 点接触である. 中間周辺部のレンズ下への涙液の貯留があり, 上方のベベル幅が非常に狭く下方視時にも圧迫が強いため, BC はタイトと判断した. 左眼に HCL を処方する場合は, BC は 7.90 mm あたりがよいと思われた.

ルレンズを両眼に装着した. 右眼は軽度円錐角膜であり角膜中央部で 3 点接触になっているのが分かる. 下方視させると, 上方角結膜への圧迫は強くないので良好なフィッティングと判定できる. 一方, 左眼は右眼よりも円錐角膜が進行しているために, 角膜最周辺部と中央やや下方が当たる 2 点接触となり, レンズ下方から周辺の浮きが強い. 角膜中央部では, 中間周辺部のレンズ下への涙液の貯留が著明であり, かつ下方視時に上方のベベル幅が非常に狭く周辺の角結膜に対して圧迫が強いため, BC はタイトと判断した. BC を大きくするとレンズ下方の浮きがより強くなるのではないかと懸念されるが, 角膜上方への圧迫を取り除くことが異物感解消につながるため, 左眼には BC 7.90 mm あたりを選択し直し, 再度フィッティングを確認しなければならない.

基本的にケラト値が測定できるような軽度円錐角膜では, 球面レンズでも対応が可能である. ただし, レンズ下方の浮きを気にしないこと, レンズエッジによる角膜上方への圧迫がないかが最重要ポイントとなる. 軽症例では, うまくレンズが装用できると, オルソケラトロジー効果で角膜形状が改善することもある. また, 進行した円錐角膜や角膜中央部のみが局所的に急峻化しているニップル形状円錐角膜では, 多段階カーブ設計の特殊レンズで対応する. 円錐角膜用の HCL はメーカーによってデザインがさまざまであり, それぞれの特徴を熟知して処方しなければならず, 円錐角膜の重症例ほど処方の難易度は高くなる. 基本的には瞬目で適度に HCL が動いて涙液交換がよいよう選択することは軽度円錐角膜でも同様であるが, 進行例ほど周辺角膜がフラット化しているためにレンズエッジが圧迫しないようエッジデザインを含めた処方を心がけるようにしたい.

さいごに

一人一人角膜形状は異なり, 眼瞼形状や瞬目の仕方を含めると, 同じ HCL 規格では対応することはできない. オーダーメイドで洋服などを作製するのと似て, HCL 処方も個々の症例に合わせ

てデザインを選択することが成功への秘訣ではないかと考える．HCL 処方の基本を身につけておけば，円錐角膜などの不正乱視にもうまく対応できるので，積極的に HCL 処方に臨んでいただきたい．

文献

1) 原田　清：コンタクトレンズ処方における基本姿勢―その 6 眼の動きを妨げない．あたらしい眼科，**8**：1401-1402，1991．
2) 吉川義三：フィッティングのまとめ．コンタクトレンズ理論フィッティング，pp. 30-35，文光堂，1993．
3) 小玉裕司：フルオレセインパターンの判定方法．コンタクトレンズフィッティングテクニック，メディカル葵出版，pp. 23-24，2005．
4) 小玉裕司：ハードコンタクトレンズの修正とは？コンタクトレンズフィッティングテクニック，メディカル葵出版，pp. 65-67，2005．
5) 大橋敏夫：コンタクトレンズの現状について(3)―ハードコンタクトレンズの修正―．あたらしい眼科，**22**：635-636，2005．
6) 船橋順子：はじめてみようハードコンタクトレンズ処方．日コレ誌，**54**(4)：288-295，2012．
7) 檜垣史郎，前田直之：光学的基礎知識．眼科 New Insight 8 角膜形状解析 from A to Z（大橋裕一ほか編），メジカルビュー社，pp. 5-6，1996．
8) 植田喜一：ハードコンタクトレンズの処方．眼科プラクティス 27 標準コンタクトレンズ診療（坪田一男編），pp. 86-90，文光堂，2009．
9) 東原尚代：不正乱視に対するハードコンタクトレンズ(HCL)処方―円錐角膜に対する HCL 処方―．日コレ誌，**53**：180-185，2011．
   Summary　円錐角膜への HCL 処方の基本についてまとめた総説であり，初心者に必読の文献．

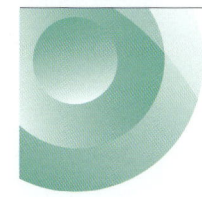

◎特集／最新 コンタクトレンズ処方の実際と注意点

シリコーンハイドロゲルレンズの処方

岩崎直樹*

Key Words : シリコーンハイドロゲルレンズ（silicone hydrogel lens；SHCL），SEALs（superior epithelial arcuate lesions），連続装用（continuous wear），フレキシブルウェア（flexible wear），ステイニンググリッド（staininggrid），レンズ・ファースト（lens first）

Abstract : シリコーンハイドロゲルレンズは，シリコーンを含む高酸素透過性の新素材のソフトコンタクトレンズ（以下 SCL）である．高酸素透過性で乾燥しにくいという長所を持ち，次世代のコンタクトレンズとして期待されているが，脂質汚れに弱く硬いという短所も併せ持つ．その特性をよく理解して処方し，レンズのケアを指導していくことが大切である．

SHCL の特性

1．高酸素透過性

シリコーンハイドロゲルレンズは従来素材のハイドロゲルレンズに比べ，高酸素透過性であり，酸素透過係数 Dk 値もハイドロゲル素材が 15～30 であるのに対し，80～150 の値を持つ．また，ハイドロゲル素材は含水率が上がると Dk 値が上がるのに対し，シリコーンハイドロゲルレンズは含水率が下がるほど Dk 値が上がる[1]（図1）．そのため，ハイドロゲル素材では Dk を確保するため，含水率 50～70％の高含水レンズが主流となっているのに対し，シリコーンハイドロゲルレンズでは含水率は 24～46％と低い．低い含水率のほうが SCL 表面からの水分蒸発が少ないため，シリコーンハイドロゲルレンズのほうがより乾きにくいと考えられている．

2．第一世代と第二世代のシリコーンハイドロゲルレンズ

日本市場に最初に登場したシリコーンハイドロゲルレンズは，チバビジョン社の O_2 オプティクス（改良され現在のエアオプティクス Ex アクア）である．含水率は 24％と低く，Dk 値 150 と高く，表面プラズマ処理により親水性を持たせた汚れの付きにくい 1 か月交換型の SCL である．その後登場したボシュロム社のピュアビジョン（改良され現在のメダリストフレッシュフット）も含水率が低くて硬く，Dk 値が高い 2 週間交換型である．

これらのシリコーンハイドロゲルレンズは第一世代と考えられる．酸素透過性が高く，連続装用

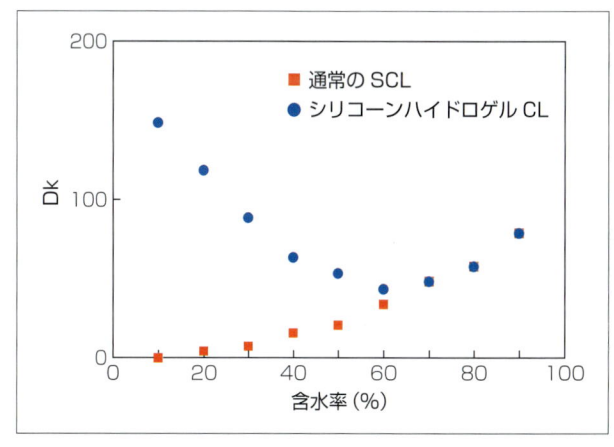

図 1．含水率と Dk 値（文献 1 より改変）

* Naoki IWASAKI，〒542-0086 大阪市中央区西心斎橋 1-5-5 アーバン BLD 心斎橋 3 階 イワサキ眼科医院，院長

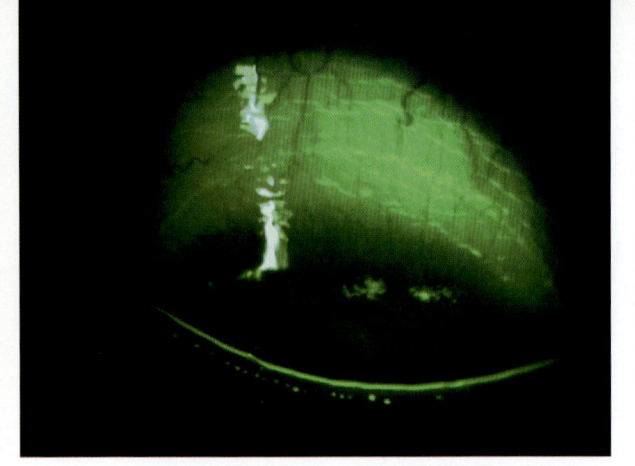

図 2. O₂オプティクスによる SEALs

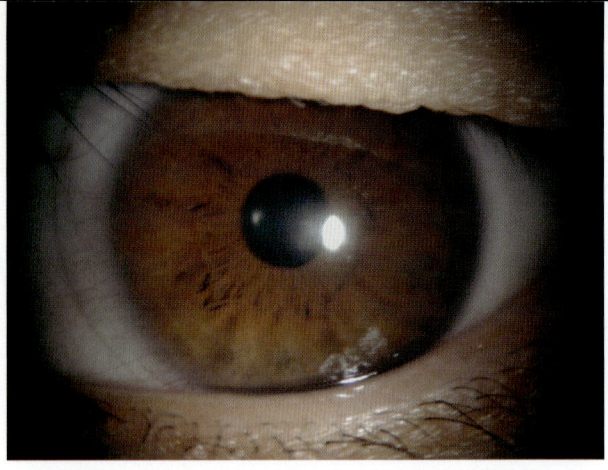

図 3. アキュビューアドバンスに付着した化粧品

が可能であり，乾燥感は少ない．しかし素材が硬く，装用開始時に異物感が出ることがあり，上眼瞼，輪部と SHCL との機械的圧迫によって起こると思われる，SEALs（superial epithelial arcuate lesions）（図2）が発生しやすかった．また，角膜曲率がフラット（曲率 8.0 mm 以上）な患者ではレンズが吸着しやすく，処方しにくい場合があった．

その後に発売された，ジョンソンアンドジョンソン社のアキュビュー・アドバンスとアキュビュー・オアシスは，含水率を40％前後まで高めて素材の硬さを減少させ，また表面構造もコーティングではなく摩擦を減少させている．これらの改良により，異物感や装用感を改善し，かつSEALs の発生を抑えている．また少し軟らかめのため，角膜曲率がフラットでも処方が可能となった．ただし，汚れや曇りに弱いという欠点を持つ．これが第二世代と考えられている．

その後登場したメニコン社のプレミオなどの新レンズも含水率を高めにとり表面構造の工夫がされておりより汚れにくい．クーパービジョン社のバイオフィニティは，含水率が少なく Dk 値が高いのに比較的軟らかいという，特徴的な素材を使用している．

3．脂質汚れへの弱さ

シリコーンを含んだシリコーンハイドロゲルレンズは，従来素材のハイドロゲルレンズに比べ，より疎水性である．そのままでは表面が水を弾いてしまうため，眼表面の涙液を弾いてしまい，すぐ曇って見えなくなる．そのため各社とも表面処理や素材から親水性の部分が表面に出るようにすることにより，表面は親水性になるような工夫がされている．表面の性質や耐久性に違いがあるため，親水性が失われにくいレンズと，失われやすいレンズがある．

また，シリコーンハイドロゲルレンズは従来素材よりは全体としては疎水性であるため，親水性であるタンパク質の汚れは付きにくいが，脂質の汚れが付きやすい（図3）．そのため化粧品や手指の脂が付かないようにケアを行わなければならない．

処方の実際

シリコーンハイドロゲルレンズであるからといって，従来素材のハイドロゲルレンズと比べて，特に処方に変化があるわけではない．ただ，硬さや脂質汚れからくる，以下のような症状には注意が必要である．

1）エアオプティクス Ex アクアでは，ベースカーブ 840 を基本として，SCL の上下動がなく吸着する場合のみ 860 を使用すると，SEALs の発生が少ない．

2）結膜弛緩があると，硬い第一世代の SCL では，鼻側下方の結膜弛緩部がレンズエッジと当たりやすく充血しやすい．第二世代以降を使用するとよい．

3）アキュビュー・アドバンスでは，特に SCL の曇りが2週間以内で起こることがあり，その場合は 14 日以下でも交換するか，アキュビュー・オ

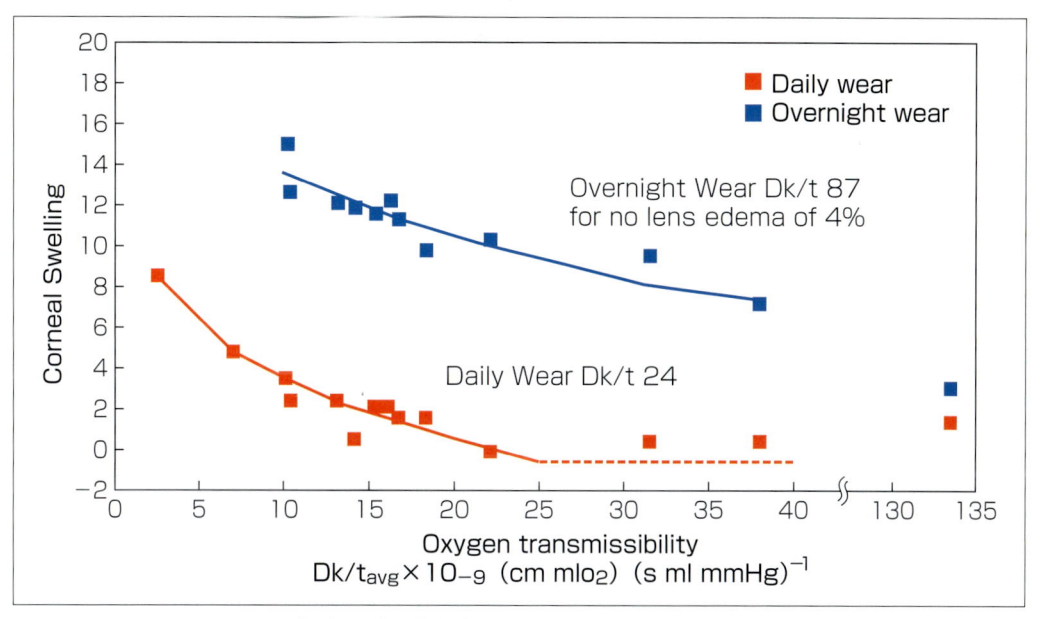

図 4. 角膜肥厚と酸素透過率 Dk(Holden and Mertz, 1984)

アシスへの変更を勧める．第一世代のほうが汚れには強い．

装用モダリティについて

モダリティとは，毎日夜レンズを外す終日装用か，装用したまま就寝する連続装用かという装用方法を示す言葉である．2週間もしくは1か月装用型の定期交換型レンズで，終日装用か連続装用かが問題となる．

連続装用時の角膜で，通常時と最も異なるのは，言うまでもなく閉瞼していることである．それによる涙液循環の減少，角膜上での炎症産物の蓄積などもあるが，最大の問題は角膜に対する酸素の供給不足である．

閉瞼により角膜は浮腫を起こして厚みが4%増す．角膜浮腫が6%程度になると，実質浅部に細かい striae が出現し，8%になれば，角膜内皮面にしわがよるのが観察される．角膜浮腫の原因は，温度，浸透圧，湿度，CO_2濃度などの可能性があるが，一番の原因は酸素不足であることが実験的に証明されている．そのため，古典的には角膜の酸素不足の指標として角膜浮腫を用いることが多い[2]．

コンタクトレンズを装用した場合，レンズ下の酸素分圧を決めるのは Dk 値を CL 厚み t で割った Dk/t であると考えられてきた[3]．各種の Dk 値のソフトコンタクトレンズを装用させ一晩就寝後に角膜浮腫を測定すると，Dk/t 値が 87.3 のときに角膜浮腫が生理的な4%となる．そのため，この値以上であれば，酸素不足による角膜浮腫は起こらず，連続装用が可能であると考えられている（図4）[3]．ちなみに終日装用をした場合に角膜浮腫が4%で済む Dk/t は 24.1 であるため，終日装用レンズでもこの値が必要と考えられている．その後の研究では，睡眠による角膜厚みの増大は平均3.2%であり，それから計算すると Dk/t は 125 以上が求められていることになる[4]．この値はシリコーンハイドロゲルレンズでは可能な値である．

前田は，うたた寝と角膜浮腫について興味ある実験を行っている[5]．1時間の仮眠で，角膜浮腫がどの程度起こるかを経時的にみてみると（図5），Dk/t＝6 の従来素材ソフトコンタクトレンズでは，3時間の装用で既に5%の角膜浮腫が生じ，1時間の仮眠でそれが 8.6% までに増加し，仮眠後も回復に時間がかかるのに対し，Dk/t＝20 の毎日交換ソフトコンタクトレンズでは装用時 1%，仮眠後も4%の浮腫であったという．ただし，回復には4時間を要している．

またシリコーンハイドロゲルレンズでは，1時間仮眠での角膜浮腫は裸眼で2%前後であり，シリコーンハイドロゲルレンズであれば同等の角膜

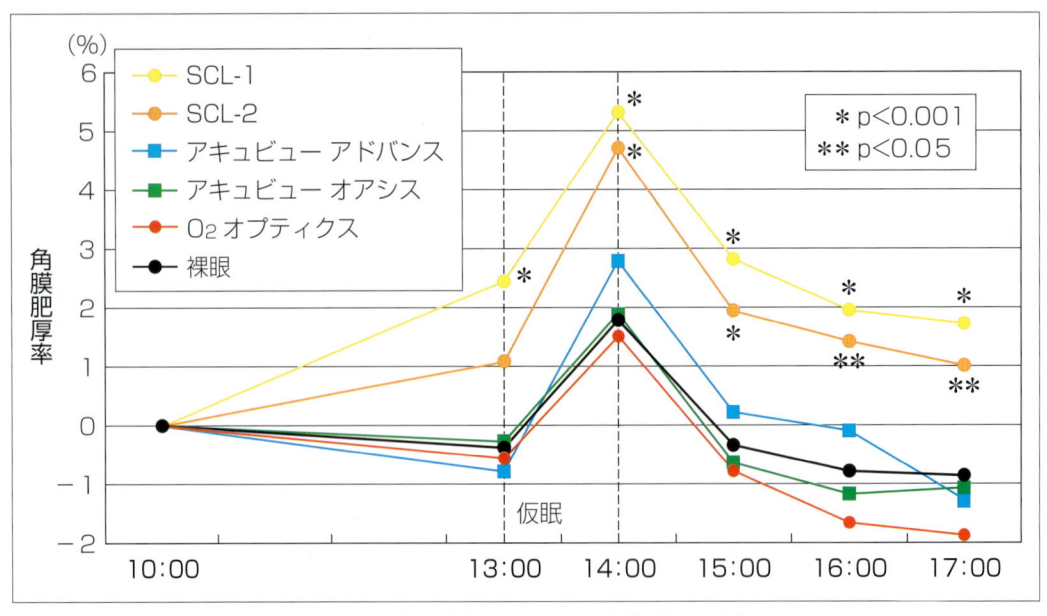

図 5. Dk 値の違う SCL による角膜厚みの変化

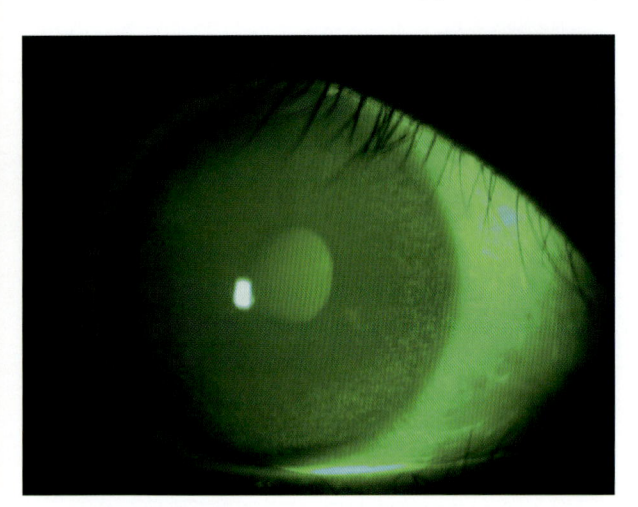

図 6. ドーナツ状 SPK

浮腫で収まり，装用後1時間で浮腫は消失するのに対し，従来素材のソフトコンタクトレンズであれば浮腫は4％に達し，3時間たっても角膜浮腫は解消していないことが分かる．

これから考えると，シリコーンハイドロゲルレンズでは，1時間程度の仮眠は問題ないと考えられた．連続装用は理論的には可能であるが，実際にはずっと連続装用ではなく，必要時に付けたまま就寝する「フレキシブルウェア」が妥当だと考えている．当院でも，消防士，自衛官，医師，キャビンアテンダントなどで職業的必要性がある場合には，エアオプティクス Ex アクア（30日間連続装用，もしくはフレキシブルウェア可能）を処方している．

SHCL と MPS の相性

MPS（多目的用剤）と SHCL の間に相性があり，相性が悪い組み合わせでは高率にドーナツ状の SPK（図6）が出現することが知られるようになった．装用後2～6時間に最大となり，それ以降は消失することも判明した[6]．これは，市場に多いPHMB（ポリヘキサメチレンビグアナイド）を消毒成分とした MPS に多く，アルコン社のオプティフリー系のような別の消毒成分を使用したものには少ないことが知られている．各社の MPS と SHCL とで，ドーナツ状の SPK がどのように発生するかが糸井により"staininggrid.jp"として示されている（表1）[6]．

このような SPK に病的意義があるかどうかについては，意見が分かれたが，現在は消失するものであるから病的異議はないという意見が大勢となっている．しかしこのような SPK のある場合はない場合に比べて角膜浸潤の可能性が3倍であるという報告もある[7]．そのため全く無視はできず，このような SPK を見た場合には，MPS の種類を変更するか，過酸化水素・ヨード剤消毒に切り替えるべきだと考えている．

表1. SHCLとMPSの相性

	生理食塩水（陰性対照）	AOセプト	コンセプトワンステップ	オプティ・フリープラス	オプティ・フリー	レニューマルチプラス	コンプリート10 min[※1]/コンプリートプロテクト[※2]	ロートCキューブソフトワンモイスト[※3]/ソフトワンモイスト[※4]	エピカコールド[※5]/エピカコールドアクアモア[※6]	フレッシュルックケア10 min
O₂オプティクス	0.7	0.7	0.5	1.5	1.9	6.1	5.3[※1]	5.7[※3]	1.9[※5]	4.8
アキュビューアドバンス	0.4	0.6	0.9	0.5	0.8	6.6	5.6[※1]	7.3[※3]	3.2[※5]	5.5
アキュビューオアシス	0.7	0.5	0.6	2.0	3.9	3.4	2.7[※1]	3.7[※3]	1.7[※5]	3.7
エアオプティクス	0.9	0.5	1.0	1.2	1.7	6.7	2.8[※2]	7.5[※4]	1.5[※6]	5.2
2ウィークプレミオ	1.2	0.9	0.4	1.9	1.6	7.6	4.6[※2]	6.8[※4]	1.6[※6]	4.7
消毒成分	—	過酸化水素	ポリクォッド（塩化ポリドロニウム）				PHMB（塩酸ポリヘキサニド系）			

SHCLのケアと化粧品

SHCLは従来素材に比べより疎水性であり，親水性のタンパク質は付着しにくいが，脂質汚れが付きやすい（図3）．特に女性の化粧品や化粧落としのクレンジング剤は脂質成分が多く，それによりSHCLには容易に膜状のよごれが付着して曇ってしまい除去できなくなる[8]．

これを防ぐために，筆者は「レンズ・ファースト」を提唱している．装用時はまずSCLを装用してからメイクを行う．脱時も，まずSCLを外してからメイク落としのクレンジングを使用する．特にSHCLをしたままでクレンジング剤を使用すると，眼内に入りやすく，また手指の汚染によりレンズに脂質が付着しやすいためである．

SHCLに限らず，MPSでSCLをケアする場合，こすり洗いとすすぎ洗いが重要であるのは論をまたない．こすり洗いでは円を描くようにではなく，直線的にこすり洗いしなければ，レンズが捩れて破損しやすい（図7）．またレンズケース内で繁殖する土壌原虫アカントアメーバ感染症が問題となっているが，ケースを流水でよく洗浄して乾燥させ，1か月を目安に交換することが重要である．

なお世界初の毎日使い捨てSHCL，ワンデーアキュビュートゥルーアイは，ケア不要でアレルギー性結膜炎にも強く，SHCLの高酸素透過性と乾燥しにくさを併せ持つSCLで，乾燥感に悩む毎日使い捨てSCLユーザーに支持されている．

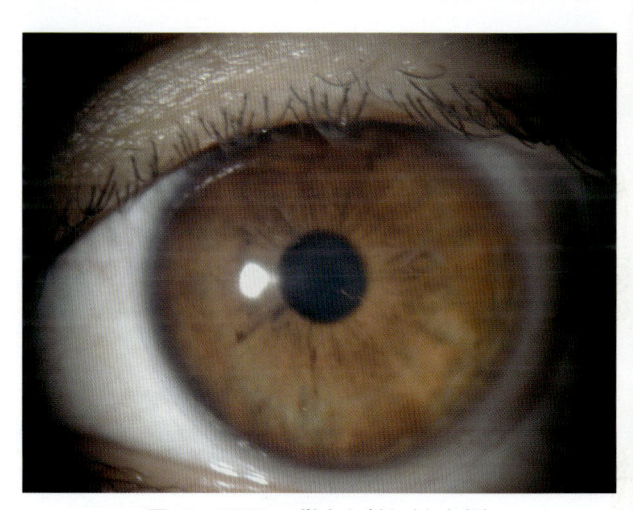

図7. SHCLの微小な割れ（中心部）

文　献

1) Silicone hydrogels : Structure, properties and behavior. Silicone Hydrogels : Continuous-wear Contact Lenses, 2nd ed（Sweeny DF, et al, eds），Butterworth-Heineman, Edinburgh, pp. 3, 2004.

2) Sweeney DF : The Max Schapero Memorial Award Lecture 2004 : Contact Lens on and in the Cornea, What the Eye Needs. Optom Vis Sci, 83 : 133-142, 2006.

3) Holden B, et al : Critical oxygen levels to avoid corneal edema for daily and extended wear contact lenses. Invest Ophthalmol Vis Sci, 25 : 1161-1167, 1984.
   Summary 酸素透過性Dk値がどれくらい必要かを論じた記念碑的論文．

4) La Hood D, et al : Overnight corneal edema with

hydrogel, rigid gas permeable and silicone elastomer lenses. Int Contact Lens Clin, **15**：149-154, 1988.
5) 前田直之：シリコーンハイドロゲルレンズ：知っておくべき特徴．日コレ誌，**50** 補遺：S17-S22, 2008.
   Summary　シリコーンハイドロゲルレンズの物性につきまとめた総説．
6) 工藤昌之，糸井素純：シリコーンハイドロゲルコンタクトレンズと消毒剤との相性．あたらしい眼科，**22**(10)：1349-1355, 2005.
7) Carnt N, Jalbert I, Stretton S, et al：Solution toxicity in soft contact lens daily wear is associated with corneal inflammation. Optom Vis Sci, **84**(4)：309-315, 2007.
8) 月山純子，宮本裕子，福田昌彦ほか：コンタクトレンズに対する化粧品とクレンジング剤の影響．日コレ誌，**52**(2)：100-107, 2010.
   Summary　SCL に付着する化粧品を体系的に論じた初めての論文．

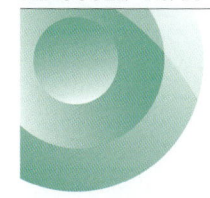

◎特集／最新 コンタクトレンズ処方の実際と注意点

従来型ハイドロゲルソフトコンタクトレンズの処方

土至田 宏*

Key Words : 従来型ソフトコンタクトレンズ(conventional soft contact lens), ハイドロゲルレンズ(hydrogel lens), レンズ処方(lens prescription), フィッティング(fitting), レンズの装着脱(lens handling), レンズケア(lens care)

Abstract : いわゆる使い捨てや頻回交換型・定期交換型ソフトコンタクトレンズ(SCL)の普及により,従来型 SCL は処方機会が減少しつつある.しかし,これまで従来型 SCL で問題を生じなかった装用者の新作時や,無水晶体眼に対する1か月連続装用 SCL, 角膜上皮治療用 SCL, 虹彩付き SCL を要するなどの特殊事情により,従来型 SCL 処方の必要に迫られるケースも少なくない.こうした従来型 SCL の処方の際に特に重要な注意点は, 1) 患者のニーズの見極め, 2) 適切なレンズの種類と規格の選択, 3) レンズフィッティング, 4) 視力矯正, 5) レンズの装脱着, 6) レンズケアである.

はじめに

現在のソフトコンタクトレンズ(SCL)の主流は,いわゆる使い捨て SCL をはじめ,頻回交換型 SCL, 定期交換型 SCL といった,使用期間が定められたレンズである.それらに対して,一番初めに登場した SCL は毎日ケアを行いながら数年使用するタイプで,現在では従来型 SCL と呼ばれているが,当然のことながら当初はこうした呼称は存在しなかった.また,21 世紀に入って登場した新素材であるシリコーンハイドロゲルレンズに対し,以前から使用されているハイドロゲル素材を用いた SCL は,近年区別のためハイドロゲル SCL と呼ばれるようになった.

このように,コンタクトレンズの歴史に伴い呼称変更が生じつつあるものの,ハイドロゲル SCL, 特に従来型 SCL は,決して過去のものとなったわけではない.反対に,特殊用途での処方が必要とされる機会が相対的に増え,使い捨て SCL 全盛期の現代においては,若手眼科医のなかには従来型 SCL の処方に経験が乏しい者も増えていると予想される.その処方手順には近年あまり大きな変化は生じていないが,本特集の趣旨に沿って,従来型ハイドロゲル SCL(以下,従来型 SCL)の処方の実際と注意点について,特に重要なポイントを絞って簡潔に述べる.

患者のニーズの問診

はじめに,なによりも大事なのは,来院された方がどういう理由でどのような CL を望んでいるかのニーズを知る点である.従来型 SCL を選択するに至る経緯はさまざまである.近年は,衛生面やレンズの汚れが懸念される方へは,最初から使い捨てや頻回交換型など,他のタイプの SCL を選択していることであろう.一方,従来型 SCL を希望され処方に至る装用者は,同レンズに慣れ親しんでいて装用時の問題点もなく,今後も同レンズを継続希望される方が大半と思われる.一方,無水晶体眼に対する1か月間連続装用 SCL(ブレスオー,東レ)(図1)や,角膜上皮治療用 SCL, 角

---

* Hiroshi TOSHIDA, 〒410-2295 伊豆の国市長岡 1129 順天堂大学医学部附属静岡病院眼科,准教授

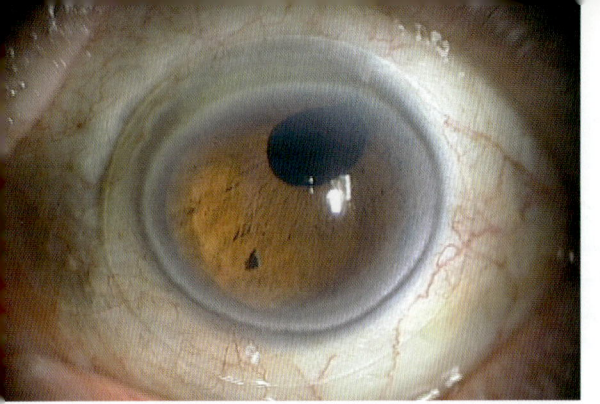

図 1. ブレスオー（東レ）
白内障術後無水晶体眼に装用.

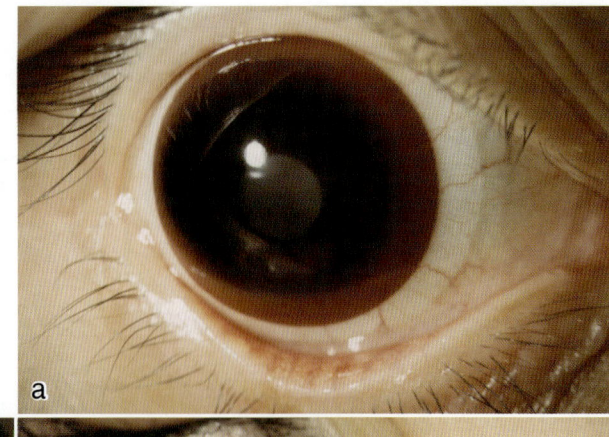

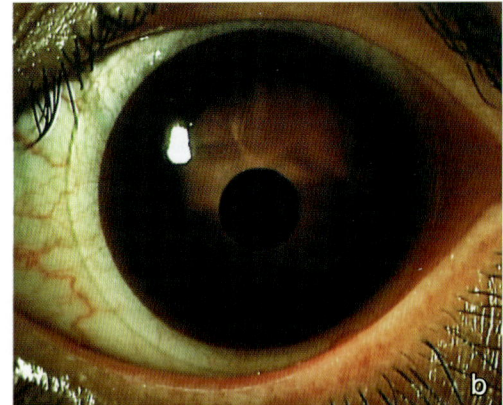

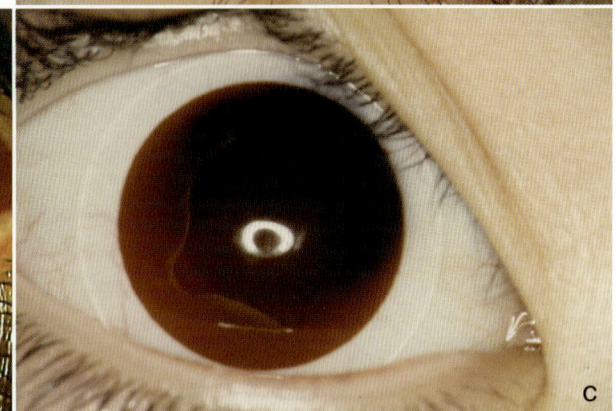

図 2. 虹彩付きソフト（シード）
a：瞳孔窓ありタイプ　　b：瞳孔着色タイプ　　c：一色タイプ

膜混濁や散瞳症などに対する虹彩付き SCL（虹彩付きソフト，シード）（図2）を選択するなどの特殊事情で，従来型 SCL が選ばれるケースも少なくない．ちなみに，いわゆるおしゃれ用カラーコンタクトレンズは，以前はハイドロゲル素材の従来型 SCL のものが主流の雑品扱いのものであったが，平成 21 年の薬事法改正以降，単回使用，または再使用可能な非視力補正用色付コンタクトレンズとして認可されているものは，毎日交換型 SCL および装用期間が 1 か月までの定期交換型 SCL しか存在しないため，本稿の対象外である．

　また，円錐角膜や全層角膜移植術後例のように角膜不正乱視や，正乱視であっても乱視の度数が強い症例では SCL では矯正不能であるため，非適応となる．その他，重度のドライアイや角結膜炎症性疾患，角膜上皮障害などのために非適応となるケースもある．

レンズの種類と規格の選択

　前項のごとく，ニーズを把握したうえでそれに沿ったレンズを選択する．まず，オートレフケラトメータの値をあくまで参考としながら，用意されているトライアルレンズから適切と思われるベースカーブ（BC）のものを選ぶ．その際に必要な注意点は，たとえ同じレンズデータや規格であっても，レンズの銘柄ごとにデザインや素材などが異なるため，特定の銘柄を指定する．そのなかから選択の余地のある範囲内で BC，直径を合わせる．最初の銘柄でどうしてもフィットしなければ，他の銘柄も選択肢として考える必要性が出てくる．

　虹彩付き SCL の場合は，さらに着色部分の直径，および瞳孔部分の直径を僚眼との差が気にならないように合わせる[1]．

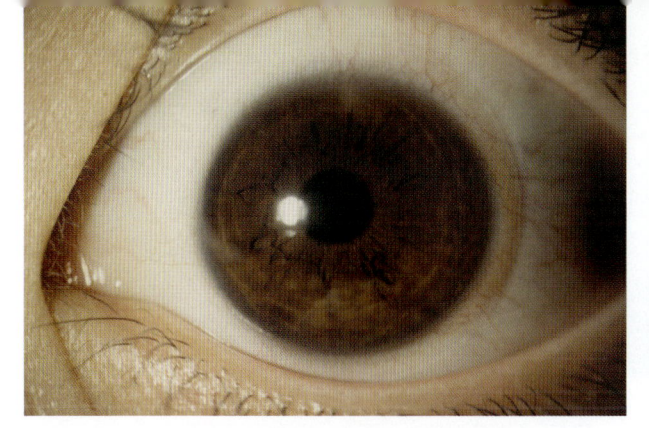

図 3. SCL のセンタリング
センタリング良好例.

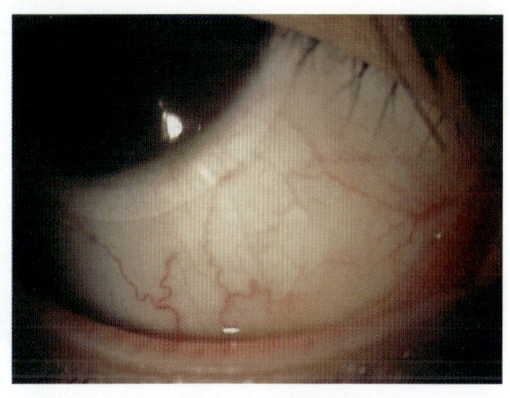

図 4. 上方視時
フィッティングが良好な装用例.

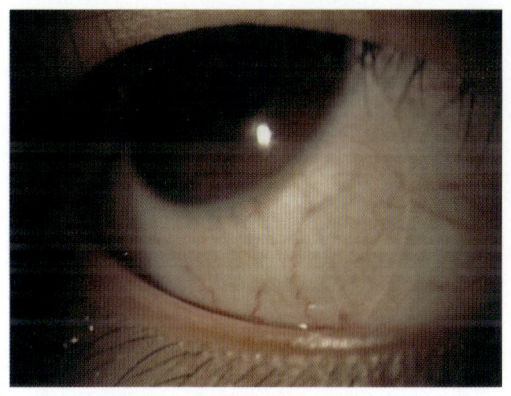

図 5. 上方視時のレンズのずれ
フィッテング不良例. 動きについていけず,
顕著に下方にずれている.

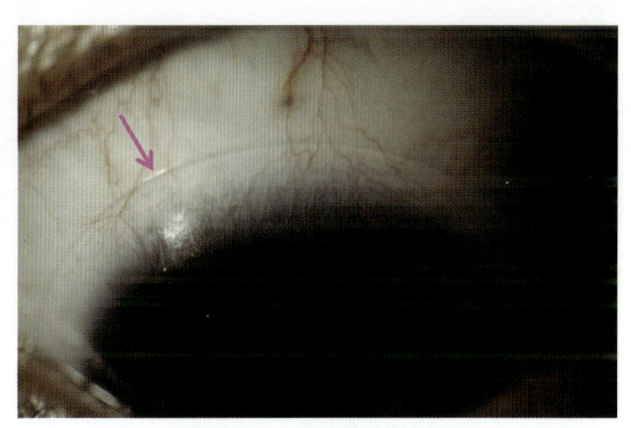

図 6. タイトフィッティング
矢印の部分でレンズエッジが球結膜へ若干食い込んでい
るのが分かる.

SCL のフィッティング

　CL は，その BC を角膜のカーブに合わせなければならない．その方法は，ハードコンタクトレンズ(HCL)の場合はフルオレセイン染色パターンで判定するが，SCL は染色せずに装用時のセンタリングおよび瞬目時のレンズの動きから，動きが少なくきつい「タイト」，適正な「スムーズ」，動きが多く緩い「ルーズ」との3つに区分して判定する[2]．動きの判定方法としては，①まず正面視でセンタリングを評価し(図3)，②瞬目させてその際の動きを確認する．③次に上方視させ，レンズが下方にずれてこないかどうかを確認する(図4)．レンズが下方にずれた場合は「ルーズ」であり(図5)，カーブがきつめの(BC 数値がより小さめの)レンズに変更する必要がある．④レンズの動きがない場合は下方視をさせ，その際においてレンズエッジ部分が球結膜に食い込み血管を圧迫している場合は「タイト」であり(図6)，カーブがゆるめの(BC がより大きめの)レンズに変更する．⑤固着が疑われる場合は，指で下眼瞼ごしにレンズを上方へ数 mm ずらし，レンズの戻り方をみるプッシュアップテストを行う(図7)．上方へずれなければ固着しているものと判断する．

視力矯正

　通常，トライアルレンズを装用する前にオートレフレクトメータで他覚的屈折値や角膜曲率半径を計測するが，レンズの度数はトライアルレンズで用意されているものは1種類か，多くても2，3種類くらいしか存在しない．このため，視力が得られるレンズの度数を選択する際には，眼鏡で追加矯正をして合わせる必要がある．この際に注意すべき点は，CL は角膜上に接しているため，角

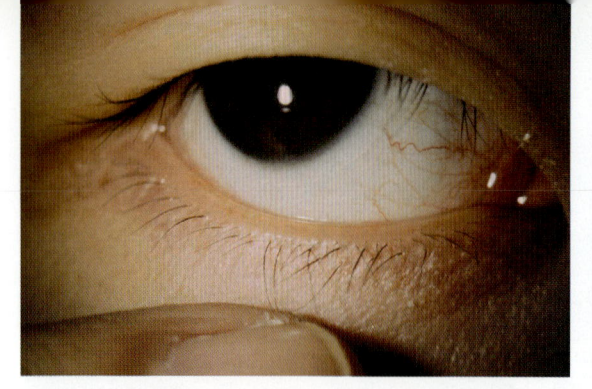

図 7. プッシュアップテスト

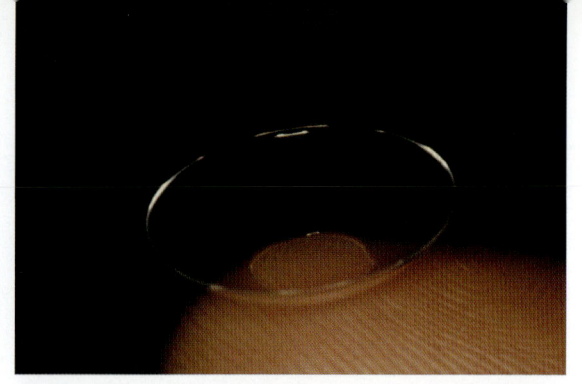

図 8. 人差し指にレンズの凸面を載せての表裏の確認

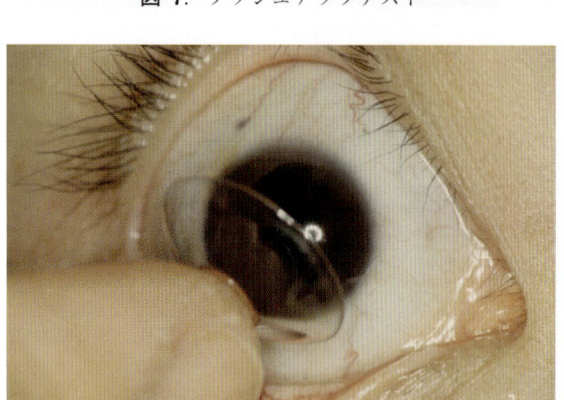

図 9. SCL の装用法
2 本の指で上下眼瞼を広げて大きく見開くようにしながらレンズを角膜上に載せる.

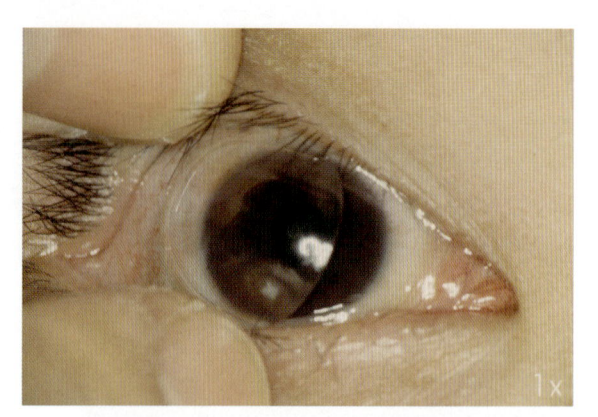

図 10. 代表的な SCL の装脱法
両手の人差し指で上下の眼瞼を見開き,それぞれの指先を用いてレンズを上下の眼瞼縁で挟み込むようにして外す.

膜から 12 mm 離れた距離にレンズがある眼鏡の度数と異なり頂点間補正が必要であることである.たいていは換算表が用意されており,これを用いることが多いが,度数が大きいほど誤差も生じやすい点は留意しておくべきと考える.特に眼精疲労の原因となる過矯正には要注意である.

レンズの装着脱

1.SCL の装着の手順

①角膜やレンズを傷つけないために,あらかじめ爪を短く切り,断端はなめらかにする[3].
②指手を石鹸で洗浄し,水道水ですすぎ,布の繊維が指に付かないようなタオルやハンカチで水分を拭きとる.
③左右,表裏,ならびにレンズに破損がないか状態を確認のうえ,人差し指にレンズの凸面を載せて(図8),もう一方の手の指で上下眼瞼を広げて大きく見開くようにしながらレンズを角膜上に載せる(図9).

2.SCL の装脱の手順

まず,CL 装用時と同様に手指洗浄を行う.レンズの外し方はいくつかあるが,以下に 2 とおり示す.

1) 両手の人差し指で上下の眼瞼を見開き,それぞれの指先を用いてレンズを上下の眼瞼縁で挟み込むようにして外す(図 10).
2) 片方の手の指で上下眼瞼を大きく広げて見開き,もう片方の手(利き手のことが多い)の人差し指でレンズを下方にずらし,人差し指と親指とでつまんで外す.

3.初心者の装着脱練習

SCL の装着脱は一度に習得できない方もおり,そうした場合は後日再び練習に来ていただくのもよい.さらには次項で述べるレンズケアまでマスターしなければならない.これらのすべてを一日でできるようにならなくても,焦らず,根気よく

練習に来てもらえばよい．CL 装用者には，その
くらいの慎重さとマメさが必要である．かつて順
天堂大学眼科コンタクトレンズ外来に複数回通っ
た方もおり，その後ようやく軌道に乗れたときの
嬉しそうな表情は忘れられない．

4．女性で化粧をする場合

SCL 装着時は上記手順に従い装着した後に化
粧をし，SCL 装脱時は上記手順にて装脱後に化粧
を落とすのが汚れ防止のコツである[4]．

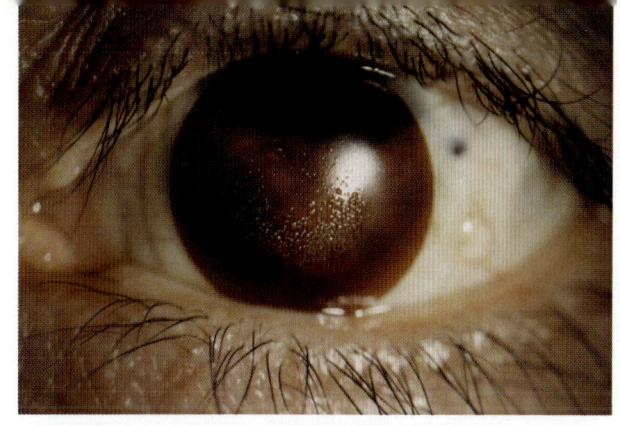

図 11．従来型 SCL（虹彩付き SCL）に付着した汚れ

レンズケア

レンズケアを怠った，あるいは不十分であった
ための CL 眼合併症が後を絶たない．さらに，従
来型 SCL においては使用期間が約 1〜2 年と，い
わゆる使い捨て SCL とは比べものにならないく
らいに長きにわたるため汚れも付きやすく（図
11），レンズケアの重要性が高い．レンズケアの詳
細は，第 5 稿で月山先生が，CL 眼合併症につい
ては第 4 稿で福田先生が詳説されるが，煮沸消毒
器が発売中止となった現在，レンズケアはマルチ
パーパスソリューション（MPS），過酸化水素剤，
ポビドンヨード剤による化学消毒剤で行われてお
り，それぞれにメリット，デメリットが存在する．
洗浄，すすぎ，消毒，保存の 4 ステップをきっち
りこなす必要があり，特に洗浄時に汚れを機械的
に落とす効果の高いこすり洗いが重要である．
我々の教室でも，こすり洗いをすることにより角
結膜障害の発生率が低下したという報告[5]や，虹
彩付き SCL においてきちんとケアや管理がされ
ていれば，従来型 SCL といえども重篤な合併症
は発症しなかったという報告[1]をしており，レン
ズケアおよびレンズの管理の重要性の裏づけと
なっている．また，レンズケースの洗浄，乾燥，
定期的交換も必要である．また，SCL は水道水で
洗浄してはならない．アカントアメーバ角膜炎発
症のリスクとなるためである．

なお，無水晶体眼に対するブレスオーの洗浄は，
かつてはレンズメーカー自身が自社で行っていた
が，2007 年 3 月末以降はこれが廃止となり装用者
が各自で行わなければならなくなった．そもそも，
レンズケアはおろかレンズの装着脱も自分で行え
ない装用者が，2 枚のレンズを 1 か月ごとに医療
機関で交換して洗浄・消毒に提出していたものを，
ある日を境に装用者自らで行えというのは到底不
可能な話であり，各医療機関が代行しているのが
現状である．我々の関連施設で行っている同レン
ズのケア方法の概略を既報で示しているので参考
にされたい[6]．

おわりに

従来型 SCL は，現在幾多もの種類を抱える CL
のなかでも最も古いカテゴリーに所属するレンズ
である．そして，種類が増えれば増えるほど，レ
ンズ処方やケア方法の選択において混乱をきたし
やすくなると同時に，以前から伝わるそれらの基
本形を見失ってしまうこともありうると思う．本
稿では従来型 SCL の処方とケアなどについて，
こうした時代の流れによってこのレンズの立ち位
置が変化しつつある点も交えながら解説した．本
稿が従来型 SCL 処方の実際と注意点における，
基本ならびに現状を把握する一助になれば幸いで
ある．

文　献

1) Kanemoto M, Toshida H, Takahiro I, et al：Prosthetic soft contact lenses in Japan. Eye Contact Lens, **33**：300-303, 2007.
2) 渡邉　潔：ソフトレンズを合わせる．専門医のための眼科診療クオリファイ 6　コンタクトレンズ

自由自在(大橋裕一編), 中山書店, pp. 84-86, 2011.
3) 樋口裕彦:安心して装用できる!ソフトコンタクトレンズ装脱着訓練のポイント. 眼科ケア, **11**:30-36, 2009.
4) 月山純子, 宮本裕子, 福田昌彦ほか:コンタクトレンズに対する化粧品とクレンジング剤の影響. 日コレ誌, **52**:101-107, 2010.
5) 村上 晶, 土至田宏:使い捨てソフトコンタクトレンズ使用者のレンズ取り扱い状況. 日コレ誌, **47**:189-192, 2005.
6) 土至田宏, 由井あかり:無水晶体眼へのコンタクトレンズ処方. 眼科プラクティス 27 標準コンタクトレンズ診療(坪田一男編), 文光堂, pp. 179-183, 2009.

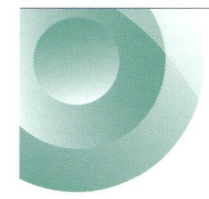

◎特集／最新 コンタクトレンズ処方の実際と注意点

コンタクトレンズ関連角膜感染症の実態と治療

福田昌彦*

Key Words : コンタクトレンズ関連角膜感染症(contact lens related corneal infection), 緑膿菌(*Pseudomonas aeruginosa*), アカントアメーバ(*Acanthamoeba*), マルチパーパスソリューション(multi purpose solution), コンタクトレンズケース汚染(contamination of contact lens case)

Abstract : コンタクトレンズによる角膜感染症は，全国調査の結果から，緑膿菌とアカントアメーバによるものが多く，それらは角膜病巣部位とコンタクトレンズ(CL)ケースから検出された．レンズタイプでは2週間頻回交換ソフトコンタクトレンズ(SCL)が約半数であった．CLの装用期間では2週間頻回交換SCL，1日SCLでは約半数が決められた期間より長期に装用していた．CLの洗浄を毎日しない人は約半数，こすり洗いを毎日しない人は約7割であった．レンズケースの交換をほとんどしない人は約3割，定期検査をほとんど受けない人は約3割であった．危険因子の検討では男性，10～20歳台，2週間頻回交換SCL，定期交換SCLなどが挙げられた．国民生活センターの調査ではマルチパーパスソリューション(MPS)のほとんどはアカントアメーバに効果がないことが示された．CL関連角膜感染症のほとんどは杜撰なCLケアによるケース内の微生物汚染から発生しているため幅広いCLユーザーに対する啓発活動が重要である．

はじめに

コンタクトレンズ関連角膜感染症は時代とともに変化してきている．ハードコンタクトレンズ(HCL)全盛期は細菌性角膜炎が多く，ソフトコンタクトレンズ(SCL)による重症な緑膿菌感染症も散見された．使い捨て型コンタクトレンズとマルチパーパスソリューション(MPS)が始まってからはアカントアメーバ角膜炎が登場してきた．また，近年のカラーコンタクトレンズの急速な普及に伴って，感染症は上皮障害を伴った複雑な病態となっている．コンタクトレンズは全国で約2000万人が使用している．CLの進歩は非常に早く，約40年前からHCL，酸素透過性HCL(RGPCL)，SCL(煮沸消毒)，頻回交換SCL(FRSCL)(過酸化水素，MPS)，1日交換SCL(1 Day SCL)，シリコンハイドロジェルSCL(過酸化水素，MPS)と開発，発売されてきた．また，最近では乱視矯正CL，老視用多焦点SCL，カラーCLなど非常に多様化している．現在のシェアは，1 Day SCL，FRSCLがともに約600万人で全体の半数以上を占めるといわれている．CL装用の最も重篤な合併症は角膜感染症であり，図1に示すように発症者は若年者に圧倒的に多い[1]．原因菌としては緑膿菌とアカントアメーバが最も多く，近年それらの急激な増加が問題となっている．この増加の背景には，SCLケアの悪さ，CLケース内の微生物汚染，MPSの弱い消毒効果などがあると考えられる．このような状況から，日本コンタクトレンズ学会と日本眼感染症学会は共同でCL関連角膜感染症全国調査を行った．この結果から，重篤な角膜感染症を起こしたCL装用者への調査では杜撰なCLケア，CL管理が予想よりはるかにひどい状況であることが示された．また，2009年，国民生活

---

* Masahiko FUKUDA, 〒589-8511 大阪狭山市大野東377-2 近畿大学医学部眼科学教室，准教授

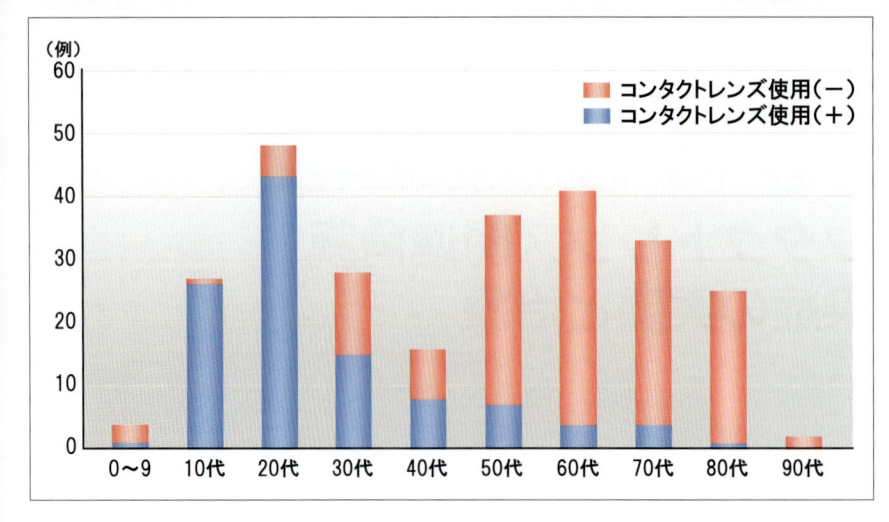

図1.
感染性角膜炎全国サーベイランスでの年齢分布と感染時のコンタクトレンズ使用（文献1から引用）
10代〜30代の患者ではCL使用が多い．

表1．CL関連角膜感染症の起因菌

- 常在菌：グラム陽性菌が多い
  表皮ブドウ球菌
  黄色ブドウ球菌
  レンサ球菌
  腸球菌
- 環境菌：グラム陰性菌が多い
  緑膿菌
  セラチア
  （アカントアメーバ）

センターがMPSのアカントアメーバに対する消毒効果について報告を行った．この結果は，MPSはアカントアメーバへの殺菌効果はないというものであった．このように，CLを取り巻く我が国の現状は非常に危険な状況であり，我々眼科医はこの危機感を共有して患者への啓発，社会への関わりを強めていかなくてはならないと考える．

コンタクトレンズによる角膜眼感染症の発症メカニズム

コンタクトレンズによる角膜感染症は眼表面の常在菌により発症しているのか，環境菌により発症しているのかを考えることは重要である．常在菌は表1に示すようにグラム陽性菌が多く，代表的な菌は表皮ブドウ球菌，黄色ブドウ球菌，レンサ球菌，腸球菌などである．一方，環境菌はグラム陰性菌が多く，代表的な菌は緑膿菌やセラチアである．細菌ではないがアカントアメーバも環境菌に含まれる．2003年に日本眼感染症学会が行った感染性角膜炎全国サーベイランス[1]で興味深い調査結果がある．それはCLの種類と起因菌の種類の関係で，1つのSCLを消毒して繰り返し使用するFRSCLと従来型SCLでは起因菌はグラム陰性桿菌が多く，単回使用であるDSCL，治療用SCLではグラム陽性球菌が多いというものである．SCLを繰り返し使用していると洗面所などにいるグラム陰性菌がケース内で繁殖して感染の原因になることを示す非常に分かりやすいデータである．

あとで詳しく述べるがCL関連角膜感染症の2大起因菌は緑膿菌とアカントアメーバであり，この菌の感染メカニズムは図2に示すように不適切なレンズケアとMPSの弱い殺菌力が主な原因で，CLケース内に繁殖した緑膿菌やアカントアメーバが長時間装用などで脆弱になった角膜上皮から角膜内に進行して角膜炎を発症するものと考えられる．

代表症例

＜症例1＞19歳，男性

2週間FRSCLを装用したまま就寝，翌日眼痛出現し2日後に当科を受診した．図3に前眼部写真を示す．典型的な緑膿菌による輪状浸潤，粘液性の眼脂の付着，角膜全体のスリガラス状混濁を認める．この症例に代表されるように緑膿菌の感染は急激に発症，症例によっては非常に重症となることがある．

＜症例2＞20歳，男性

大学生，1 Day SCLを約1週間使用していた．

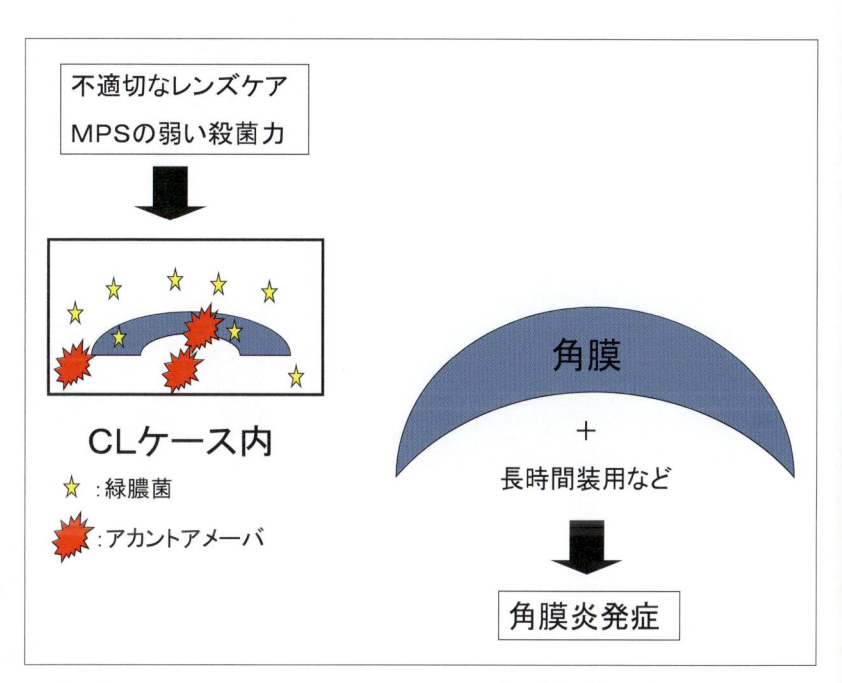

図 2.
CL 関連角膜感染症の発症メカニズムの模式図(文献6から引用)

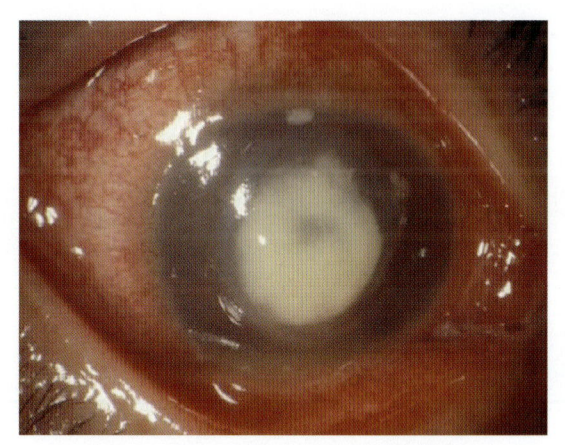

図 3. 19歳,男性.緑膿菌性角膜潰瘍
輪状浸潤,粘液性の眼脂の付着,角膜全体のスリガラス状混濁を認める.

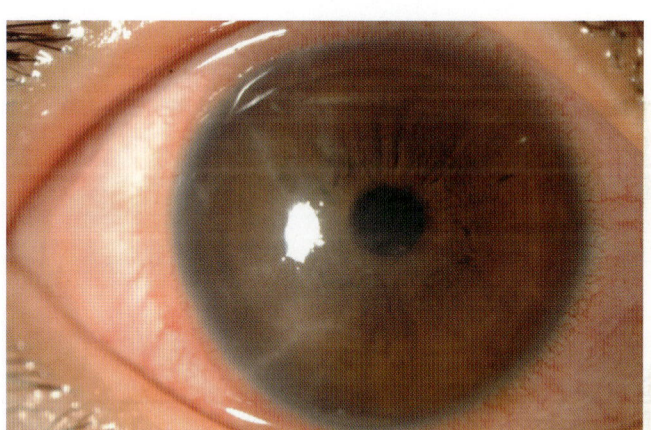

図 4. 20歳,男性.アカントアメーバ角膜炎
放射状角膜神経炎と著明な毛様充血を認める.

右眼の眼痛が出現,だんだんひどくなり4日前に近医を受診,ヘルペスと診断され治療を受けたが軽快しないとのことで当科を受診した.図4に前眼部写真を示す.典型的なアカントアメーバによる放射状角膜神経炎と著明な毛様充血を認める.治療に約2か月を要した.

＜症例3＞16歳,女性

HCL を水道水で保存して使用していた.角膜ヘルペスと診断され2か月間治療を受けたが改善しないとのことで当科を受診した.図5-aに前眼部写真を示す.アカントアメーバ角膜炎の円板状混濁を示す.この症例は角膜搔爬,抗真菌薬内服,抗真菌薬点眼による治療を3か月間行ったが改善せず,深層角膜移植術を施行した(図5-b).

このようにアカントアメーバ角膜炎は非常に難治であり,重症例では,外科的治療が必要であり,視力障害を残す場合が多い.

コンタクトレンズ(CL)関連
角膜感染症全国調査

対象施設は全国224施設で,対象疾患はCL装用が原因と考えられる角膜感染症で入院治療を要した症例である.調査期間は平成19年と20年の2年間で,担当医と患者へのアンケートを行った.

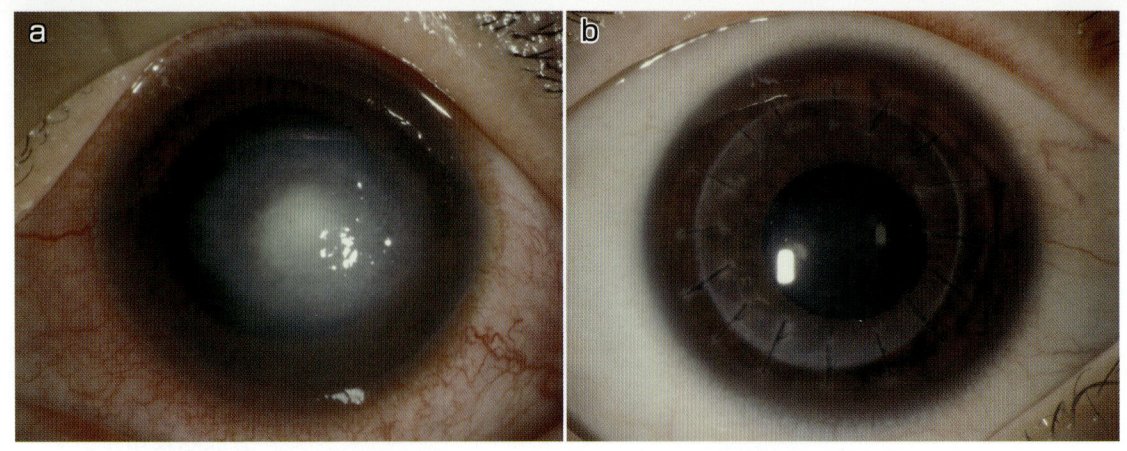

a．完成期である円板状混濁を示す．　　　　　　b．深層角膜移植術後．角膜は透明性を回復した．
図 5．16 歳, 女性．アカントアメーバ角膜炎

表 2．塗抹検鏡(181/233, 78%)

菌種	G⁺球菌 24	G⁺桿菌 16	G⁻球菌 9	G⁻桿菌 44	糸状菌 3	アカントアメーバ 44
角膜病巣	14	13	4	25	1	40
結膜囊	2	1	0	1	0	0
眼脂	1	0	0	4	0	0
CL	2	0	1	3	0	5
CL ケース	8	6	4	22	2	7
その他	0	0	0	0	0	0

(文献 2 から引用)

表 3．分離培養(218/233, 94%), 検出率(144/218, 66%)

菌種	黄色ブ菌 7	表皮ブ菌 11	コリネバクテリウム 13	緑膿菌 58	セラチア 18	その他の G⁻桿菌 24	アスペルギルス 1	アカントアメーバ 35
角膜病巣	3	4	6	47	3	4	0	32
結膜囊	1	2	4	1	1	0	0	0
眼脂	0	1	1	7	1	0	0	0
CL	2	2	1	8	2	6	0	0
CL ケース	1	2	4	26	12	21	1	17
その他	0	1	0	2	0	0	0	1

(文献 2 から引用)

平成 19 年 4 月～平成 20 年 8 月中旬までの集計では症例数は 233 例, 年齢は 9～90 歳(平均 28 歳), 性別は女性 104 例, 男性 129 例であった[2]．調査はその後も継続され最終報告は宇野ら[3]によってなされている．

1．細菌検査

塗抹検鏡で微生物が検出された頻度は角膜病巣, CL ケース, CL の順に多かった(表 2)．最も多く検出された微生物はアカントアメーバが 44 検体とグラム陰性桿菌が 44 検体であった．この 2 種も角膜病巣, CL ケースから多く検出された．

分離培養では, 多く検出されたのは緑膿菌が 58 株, アカントアメーバが 35 株, その他のグラム陰性桿菌が 24 株, セラチアが 18 株などであった(表 3)．検出された部位は角膜病巣, CL ケースであった．

2．3 か月後の矯正視力

1.0 以上が 85 例(36%), 0.7～0.9 が 37 例(16%), 0.4～0.6 が 30 例(13%), 0.1～0.3 が 16

表 4.
全国推定使用者数と比較した場合の危険性
(2 項分布に基づく割合の検定)

	有意に関する因子	CL 関連角膜感染症の発生	有意性
性別	男性	有意に多い	p<0.0001
年齢	10 歳台	有意に多い	p<0.0001
	20 歳台	有意に多い	p<0.0014
CL の種別	HCL	有意に少ない	p<0.0001
	1day SCL	有意に少ない	p<0.0001
	2 週間 FRSCL	有意に多い	p<0.0001
	定期交換 SCL	有意に多い	p<0.0001

(文献 4 から引用)

例(7%), 0.07〜0.09 が 0 例(0%), 0.04〜0.06 が 4 例(2%), 指数弁〜0.03 が 12 例(5%), 光覚弁〜手動弁が 3 例(1%), 0 が 1 例(0.4%), 記載なしが 45 例(19%)であった. 0.1 未満に限ってみると 20 例(9%)であった. コンタクトレンズによる角膜感染症の重症例では失明に至る高度の視力障害が発生することが確認された.

3. 使用レンズタイプ

2 週間タイプが半数以上であり, その他はすべてのレンズタイプに発症していた. また, 海外での報告があるように夜間に装用するタイプのオルソケラトロジーレンズでも発症が認められた.

4. CL 装用スケジュールの遵守

装用スケジュールをほとんどあるいは全く守っていなかったのは 1/4 であり, 終日装用レンズを連続装用しているケースもみられた. レンズタイプ別にみると 2 週間頻回交換 SCL を 2 週間以上使用した人は約 60%, 1 日 SCL を 1 日以上使用した人は約 60%, 定期交換(1, 3 か月)SCL を決められた期間以上使用していたのは約 30%であった.

5. 消毒薬

使用していた消毒薬あるいは保存薬は, MPS が 126 例(54%), 過酸化水素が 10 例(4%), 煮沸が 1 例(0.4%), 記載なしが 96 例(41%)であり MPS が過半数であった. 回答が得られなかったものも MPS が大勢を占めていると推測された.

6. CL の洗浄, 消毒, こすり洗い

CL の洗浄を毎日しない人は約半数, CL の消毒を毎日しない人は約 4 割, こすり洗いを毎日しない人は約 7 割であった.

7. レンズケース交換, CL の定期検査

レンズケース交換をほとんどあるいは全くしない人は約 3 割, 定期検査をほとんどあるいは全く受けない人は約 3 割であった.

8. 危険因子の検討

今回の結果は稲葉ら[4]により全国推定 CL 使用者数との比較による危険因子の検討がされている. 結果は表 4 のように, 男性, 10 歳台, 20 歳台(10 歳台よりやや危険性は劣る), 2 週間交換 SCL, 定期交換 SCL(2 週間交換よりやや危険性が大きい)が確認されている. 一方 HCL と 1 日使い捨て SCL は他の CL に比較して有意に危険性は少ないことも同時に確認されている.

国民生活センターの MPS などのアカントアメーバに対する効果[5]

MPS(8 種類), 過酸化水素消毒(2 種類), ポビドンヨード消毒(1 種類)のアカントアメーバ栄養体, アカントアメーバシストに対する効果を検討した. 栄養体に対しては MPS の 6 種類で効果がなく, MPS の 2 種類, 過酸化水素消毒 2 種類, ポビドンヨード消毒 1 種類で効果が認められた. 一方シストに対してはポビドンヨード消毒 1 種類のみ効果が認められ, 他のすべての過酸化水素消毒, MPS で効果が認められなかった.

国民生活センターの SCL の衛生状態調査[5]

2 週間タイプの FRSCL を使用している学生 385 名を対象に通常どおりの方法で 2 週間レンズを使用してもらい SCL の入ったレンズケースを回収, その中の衛生状態を調査した. 約 10%に PCR でアカントアメーバの痕跡が認められた. 約 60%から細菌が検出され, 約 20%から緑膿菌, 約 7%から大腸菌が検出された. MPS は過酸化水素消毒より検出率が高かった. レンズを取り扱う前

は必ず手指を石鹸で洗い，レンズはこすり洗いをし，レンズケースを1.5～3か月に1度新しいものと交換するという3点を守っていた人は守っていなかった人に比較してアカントアメーバ汚染率，細菌検出率は低く，特に緑膿菌検出率では大きな差を認めた．

コンタクトレンズ関連角膜感染症の診断

コンタクトレンズ装用者が角膜潰瘍を起こして受診された場合，おおまかに言えば緑膿菌かアカントアメーバ角膜炎か免疫性の周辺部浸潤かをまず見極める必要がある．緑膿菌であれば急激な発症，強い膿瘍(進行すれば輪状膿瘍)，膿瘍への眼脂の付着，角膜のスリガラス状混濁，潰瘍周辺部のトゲ状病変，強い前房内炎症などが参考になる．アカントアメーバの場合は比較的ゆっくりした進行，初期の場合上皮下の軽度な不正形浸潤，偽樹枝状病変，放射状角膜神経炎，角膜輪部の充血，腫脹，強い眼痛，抗菌薬点眼に反応していないなどが参考になる．初期の場合前房炎症はないことも多い．進行期になると輪状浸潤，円板状病変になり前房内炎症も強くなる．免疫性の周辺部浸潤の場合は，角膜中間周辺部，あるいは周辺部に浸潤病巣が出現する．上皮欠損を伴う場合もある．前房内炎症は通常の場合みられない．

コンタクトレンズ関連角膜感染症の治療

コンタクトレンズ関連角膜感染症は緑膿菌，セラチアなどのグラム陰性菌の場合とアカントアメーバの場合に大別されるのでその2つについて述べる．緑膿菌性角膜潰瘍の場合は，緑膿菌に有効とされるフルオロキノロン系やアミノ配糖体系抗菌薬の頻回点眼(1～2時間ごと)を行う．夜間はフルオロキノロン系の眼軟膏を行う．ただし，アミノ配糖体系抗菌薬は細胞毒性が知られているので漫然とした投与は避ける必要がある．フルオロキノロン系とセフェム系(セフメノキシム)の併用療法も行える．前房内炎症による虹彩後癒着を避けるため散瞳薬の点眼，続発緑内障に対するアセタゾラミドの内服も考慮する．今回のような重症例にはアミノ配糖体系抗菌薬の結膜下注射やセフェム系抗菌薬の点滴も併用する．アカントアメーバの場合は，特効薬は存在しないため病巣掻爬，消毒薬点眼，抗真菌薬点眼，抗真菌薬内服を行う．病巣掻爬は通常週2回程度行う．消毒薬点眼は0.02%クロルヘキシジンなどが使用される．抗真菌薬点眼はフルコナゾール，ミコナゾール，ボリコナゾールなどが使用される．抗真菌薬内服としてはイトリコナゾールが使用されることが多い．アカントアメーバ治療に関しては徐々にアメーバを追い込んでいくような感覚でじっくり病変の炎症の状態をみながら治療を行う必要がある．治癒までに数か月を要することも稀ではなく，改善がみられない場合は，表層角膜切除，表層角膜移植，全層角膜移植を行わなければならないこともある．

まとめ

CLによる角膜感染症は，一般的にはケアの悪い若年男性が多く，重症化することが多い．コンタクトレンズ関連角膜感染症全国調査で明らかになったことはコンタクトレンズケアの杜撰な実態であり，ユーザーの意識レベルの低さであった．また，最近ではカラーコンタクト(カラコン)が非常に大きな問題となっている．中高生のカラコン世代の女子は人の言うことを全く聞かない反抗期の世代でもあり常識がなく，病識も全くない．視力のいい人もネットや安売りで有名なショップでカラコンを購入，友達から装用方法，外し方を聞いて，ケアも全くと言っていいほど行わず，毎日，充血，眼痛と戦いながら装用する実態は目を覆いたくなるような状況である．装用するとすぐ角膜上皮障害を起こすようなカラコンがショップやネットで堂々と販売されておりそれを規制する法律もない状況である．日本コンタクトレンズ学会と日本眼感染症学会の啓発活動でSCLのパッケージへのリスクの表示や，一部マスコミでのCL障害の報道などでアカントアメーバ角膜炎は

減少傾向にあるとの報告もあるが，歴史的には「のどもと過ぎれば熱さ忘れる」の繰り返しであるので，我々眼科医はくれぐれも油断せずに啓発活動，社会への呼びかけを強化する必要がある．

文　献

1) 感染性角膜炎全国サーベイランス・スタディーグループ：感染性角膜炎全国サーベイランス―分離菌・患者背景・治療の現況―．日眼会誌，**110**：961-972，2006．
2) 福田昌彦：コンタクトレンズ関連角膜感染症の実態と疫学．日本の眼科，**80**：693-698，2009．
3) 宇野敏彦，福田昌彦ほか：重症コンタクトレンズ関連角膜感染症全国調査．日眼会誌，**115**：107-115，2011．
4) 稲葉昌丸，井上幸次ほか：重症コンタクトレンズ関連角膜感染症調査からみた危険因子の解析．日コレ誌，**52**：25-30，2010．
5) 独立行政法人国民生活センター報告書「ソフトコンタクトレンズ用消毒剤のアカントアメーバに対する消毒性能―使用実態調査も踏まえて―」平成21年12月16日．
6) 福田昌彦：CLケア教室　第42回　コンタクトレンズケアと角膜感染症，カラーコンタクトレンズについて．日コレ誌，**54**：303-305，2012．

オクリスタ 特集案内

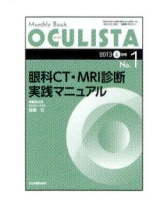

No.1 「眼科 CT・MRI 診断実践マニュアル」

編集企画／後藤　浩（東京医科大学教授）　ISBN:978-4-86519-001-4 C3047　B5判　88ページ　定価3,000円＋税

目　次
1. CTとMRI検査の目的と正しいオーダー法 ……………………………………………… 吉田正樹ほか
2. 甲状腺眼症，特発性眼窩筋炎，IgG4関連外眼筋炎（甲状腺眼症と眼窩筋炎） ………… 佐久間雅史ほか
3. 視神経乳頭の異常から考える眼窩ならびに頭蓋内病変 ………………………………… 橋本雅人
4. 瞳孔異常と外眼筋麻痺から考える神経病変 ……………………………………………… 中馬秀樹
5. 眼窩におけるリンパ増殖性疾患 …………………………………………………………… 大島浩一
6. 眼窩にみられる良性腫瘍 …………………………………………………………………… 中内一揚
7. 眼窩にみられる悪性腫瘍 …………………………………………………………………… 尾山徳秀
8. 画像所見から眼窩骨折を診断するコツ …………………………………………………… 鹿嶋友敬
9. 眼内にみられる良性腫瘍 …………………………………………………………………… 古田　実
10. 眼内にみられる悪性腫瘍 ………………………………………………………………… 鈴木茂伸

No.2 「こう活かそう！ OCT」

編集企画／飯田　知弘（東京女子医科大学教授）　ISBN:978-4-86519-002-1 C3047　B5判　90ページ　定価3,000円＋税

目　次
1. 眼底診断用OCT装置の進歩 ……………………………………………………………… 秋葉正博
2. 黄斑部正常所見の新しい解釈 ……………………………………………………………… 大谷倫裕
3. 黄斑円孔手術への応用（ガス下OCT） …………………………………………………… 山下敏史ほか
4. 加齢黄斑変性 ………………………………………………………………………………… 古泉英貴
5. OCTを用いた黄斑浮腫の評価 …………………………………………………………… 村上智昭
6. 網膜外層所見と視機能 ……………………………………………………………………… 井上　真
7. 黄斑部網膜剝離 ……………………………………………………………………………… 丸子一朗
8. 強度近視 ……………………………………………………………………………………… 大野京子ほか
9. 緑内障診療におけるOCTの活用 ………………………………………………………… 横山　悠ほか
10. 前眼部OCT ………………………………………………………………………………… 臼井智彦

No.3 「光凝固療法　実践マニュアル」

編集企画／小椋祐一郎（名古屋市立大学教授）　ISBN:978-4-86519-003-8 C3047　B5判　104ページ　定価3,000円＋税
　　　　　加藤　聡（東京大学准教授）

目　次
1. 光凝固療法の位置づけと可能性 ………………………… 小椋祐一郎
2. 光凝固の基本と注意点 ………………… 加藤　聡
3. 波長による組織反応性の違い …… 髙橋寛二
4. パターンスキャンレーザー ……… 加藤　聡
5. 光線力学療法 ……………………… 向井　亮
6. 光凝固装置バイヤーガイド ……… 野崎実穂
〈疾患別光凝固療法〉
7. 糖尿病網膜症の光凝固治療 ……… 鈴間　潔ほか
8. 糖尿病黄斑浮腫の光凝固治療 …… 大越貴志子
9. 網膜静脈閉塞症の光凝固治療 …… 辻川明孝
10. 加齢黄斑変性の光凝固治療 ……… 柳　靖雄
11. 網膜裂孔の光凝固治療 …………… 嘉山尚幸ほか
12. 未熟児網膜症の光凝固治療 ……… 井上達也
13. ぶどう膜炎の光凝固治療 ………… 川島秀俊
14. コーツ病の光凝固治療 …………… 井上　真
15. 網膜細動脈瘤の光凝固治療 ……… 森　隆三郎
16. 中心性漿液性脈絡網膜症の光凝固治療
　　　……………………………………… 丸子一朗ほか
17. 多発性後極部網膜色素上皮症の光凝固治療
　　　……………………………………… 蕪城俊克
18. 眼内腫瘍の光凝固治療 …………… 鈴木茂伸
19. 硝子体手術術中光凝固 …………… 田邊樹郎

全日本病院出版会　〒113-0033　東京都文京区本郷3-16-4　Tel:03-5689-5989
http://www.zenniti.com　Fax:03-5689-8030

おもとめはお近くの書店または弊社ホームページまで！

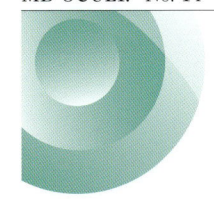

◎特集/最新 コンタクトレンズ処方の実際と注意点

コンタクトレンズの汚れと指導

月山純子*

Key Words： コンタクトレンズ(contact lens)，汚れ(contamination)，タンパク質(protein)，脂質(lipid)，素材(material)，洗浄液(cleaner)

Abstract： コンタクトレンズ(CL)の汚れと指導で最初に大切なことは，汚れの原因を考えることである．アレルギー性結膜炎やドライアイなど，基礎疾患がないか？ CLのケアは間違っていないか？ を確認する．また，汚れが脂質なのか，タンパク質なのか，あるいはその両方なのかを考える．次にCL汚れを防ぐ取り扱い方法や，汚れタイプ別の洗浄液の併用を指導する．タンパク質汚れではタンパク分解酵素，固着した汚れでは研磨剤入りの洗浄液が有効だが，表面処理のある酸素透過性ハードコンタクトレンズ (RGPCL) では研磨剤入りの洗浄液は使えない．脂質汚れにはイソプロピルアルコール入りの洗浄液が有効である．CL素材と汚れについても密接な関係がある．シリコーンハイドロゲルレンズでは，特に脂質汚れに注意が必要である．素材の特性も考慮して診療する．

はじめに

コンタクトレンズ(CL)の汚れは，感染のリスクを高めるだけでなく，装用感の悪化や見え方が悪くなるため，患者の訴えが多くなりやすい．また，フィッティング不良の原因となるため，さまざまなトラブルを引き起こしやすくなる．

しかし，CLは患者自身で汚れを確認するには小さ過ぎる．このため，定期検査時に眼科医が細隙灯顕微鏡を用いて，CLの汚れを診察しなければならない．しかし，残念ながら昨今，インターネットなどを通じて購入し続け，長期間眼科を受診しない使用者も多い．最初の処方時や，定期受診時，あるいは調子が悪くてたまたま眼科を受診したときの教育がたいへん重要である．眼科受診の必要性を患者側に実感させるためにも，CL汚れの対応に習熟し，適切な指導を行うことは大切である．CLの汚れを診察する場合，さまざまなチェックポイントがあると思うが，筆者が特に注意している点について述べる．

最初のチェックポイント

アレルギー性結膜炎やドライアイなどの基礎疾患があると，CLが汚れやすくなる．まず，これらの疾患が隠れていないかを確認する．面倒でも上眼瞼を反転することが大切である．いずれも軽症であれば治療と平行しながらCL装用ということになるが，重症であればCLを休止させて治療を優先する．CLそのものやケア用品が原因となってアレルギーやドライアイを引き起こしていることもあるので，CL素材やデザイン，ケア用品はどのようなものを使用しているのかをよく確認する．また，基本的なこすり洗いとすすぎができていないケースも多いので，問診でよく確かめる．

ハードコンタクトレンズ(HCL)の汚れ

1．レンズの傷はどうか？

HCLの傷が増えると，傷に沿って汚れが付き

---

* Junko TSUKIYAMA，〒648-0072 橋本市東家6-7-26 博寿会山本病院眼科，医長

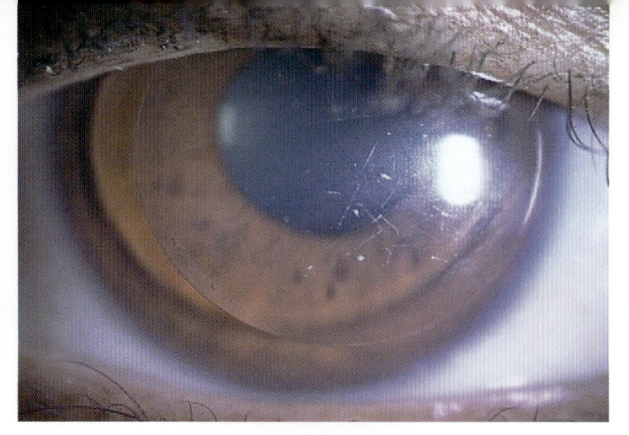

図 1.
レンズの傷に沿って汚れは付きやすい.
(日コレ誌, 54：202-207, 2012 より許諾を得て転載)

研磨前　　　研磨後

研磨道具

図 2.
サンコンタクトレンズ社のレンズでは, 傷取り研磨という方法もある. 専用の研磨装置を用いる.（写真はサンコンタクトレンズ社より提供）

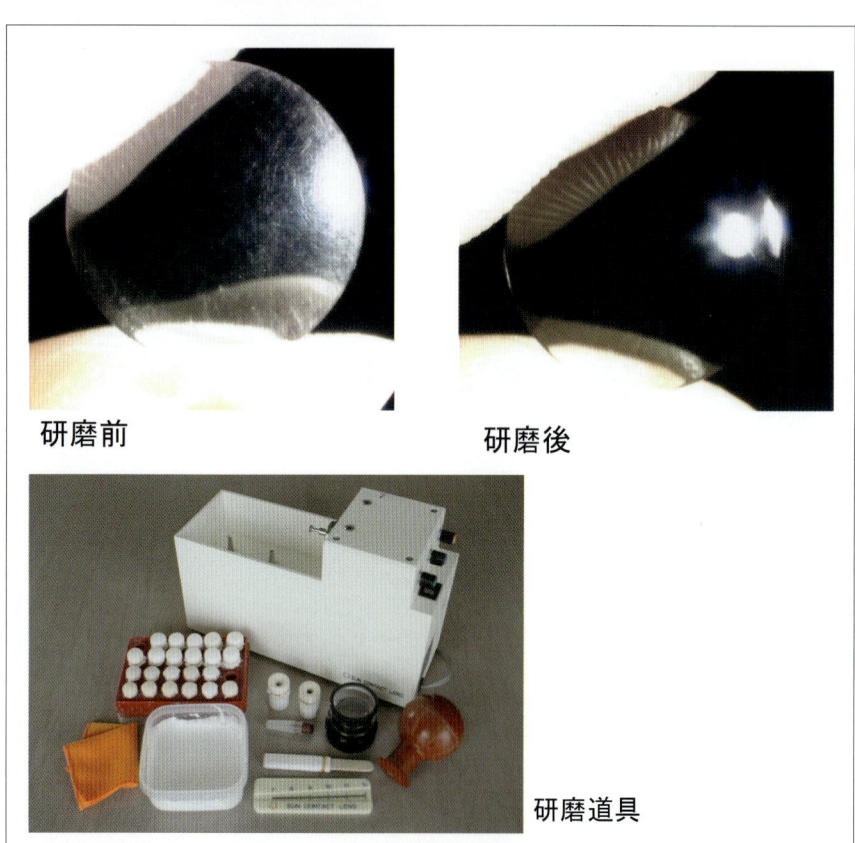

図 3. レンズ表面の水濡れ性が低下して, 水分をはじくようになったレンズ
表面に化粧品などの油分が付着しているか, 表面処理の劣化による場合が多い.

やすくなる（図1）. 取り扱い方法や, 使用期間を確認する.

　HCL を落として拾うとき, 床などにこすりつけて傷がつく場合がある. 落とした場合は, 指先を濡らして HCL を付着させ, そっと持ち上げる. このとき, こすったり押したりしないようにしなければならない. 爪が長い, 尖っている, 手が荒れている場合もレンズを傷つけやすい. 患者の手や爪に問題がないかもチェックする. サンコンタクトレンズ社の HCL のように, 研磨により傷を

削り取る方法もあるが(図2), 多くの HCL の場合, 基本的には傷が多くなれば交換時期である.

2. 水をはじいているか？

レンズ表面の水濡れ性が低下すると, 水をはじく汚れとなる(図3). 水濡れ性が低下する原因には, 大きく分けて2つある. HCL 表面に脂質が付いている場合と, 表面処理の劣化によるものである. 表面処理により水濡れ性を向上させているレンズでは, 表面処理の劣化により水をはじくレンズとなる.

水をはじくレンズをみた場合, まずは脂質を落とす洗浄液を使用して, 表面の脂質を落としてみる. 脂質を落とすには, イソプロピルアルコール入りの洗浄液が有用である. それで解決すれば, 脂質汚れによるものと考え, 脂質の付着を防ぐ指導と洗浄液の併用を勧める.

代表的な脂質汚れの原因は化粧品である. CL を扱う前に石鹸でよく手を洗うことや, 化粧法や化粧落としの方法についての指導が必要である. これについては, 後に化粧汚れの対応というところで詳細に述べる.

3. レンズのフィッティングはどうか？

レンズのフィッティングが悪く, 眼瞼や角結膜に対する刺激が多くなっている場合も, 分泌物が増えてレンズが汚れやすくなる. デザインを調整できる HCL であればエッジデザインなどの調整を, できない HCL であればデザインやメーカーの変更により解決することがある.

4. 研磨剤の使用は？

研磨剤入りの洗浄液は, 固着した汚れに有効だが, その存在を知らない患者も多い. 有効に活用していただきたいところであるが, 落とし穴がある. メニコン社の RGPCL すべて, シード社の S-1® というレンズは, 親水性の表面処理が施されており, 研磨剤の使用は禁忌である. 知らないで, 研磨剤入りの洗浄液を使用して, 一生懸命にレンズをこすり洗いしたために, かえって汚れやすくなっていることがある. ケアもきちんとしており, レンズを落としたこともないのに, 劣化の早い

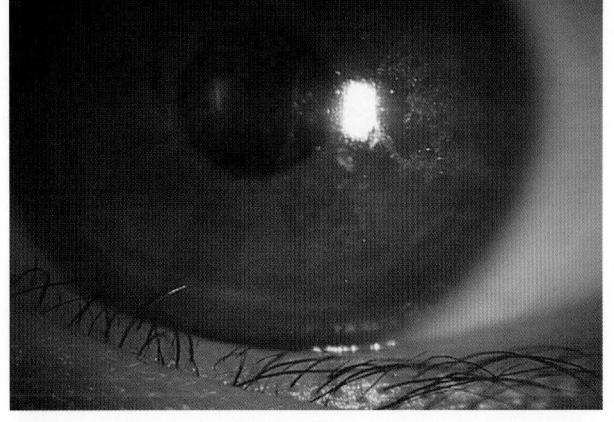

図 4. シリコーンハイドロゲルレンズに付着した脂質汚れ
特に若年者では内因性の脂質汚れに注意する.

HCL をみた場合は, 研磨剤を使用してはいけない HCL に, 誤って研磨剤入りの洗浄液を使用していないかを問診で確かめる. また, 患者の HCL を洗浄するとき, 種類が分からない場合には研磨剤入りの洗浄液は避ける.

ソフトコンタクトレンズ(SCL)の汚れ

SCL の場合, 種類によって汚れ方は異なる. 常に患者の使用しているレンズの種類は何か？ ということを意識する.

以下に, 基本的な SCL 素材と汚れの関係を示す.

1. シリコーンハイドロゲルレンズでは, 脂質汚れに注意

シリコーンハイドロゲルレンズは, 親水性のハイドロゲルと親油性のシリコーンを含んでいる. このため親水性素材のみで出来ている従来のハイドロゲルレンズとは異なり, シリコーンハイドロゲルレンズでは脂質汚れに注意が必要である. 脂質汚れは, 皮脂や涙液中の脂質によっても生じるため, 脂質の分泌が多い若年世代では特に注意が必要である(図4). また, 外因性の脂質汚れの代表である化粧品も問題となる.

これまで筆者らは, チバビジョン社との共同研究において, 化粧を落とすために用いられるクレンジングオイルを用いて, in vitro にて各種シリコーンハイドロゲルレンズへの塗布試験を行った. プラズマコーティング以外のシリコーンハイドロゲルレンズは変形することを報告した[1]. クレンジングオイルには約60%の脂質が含まれて

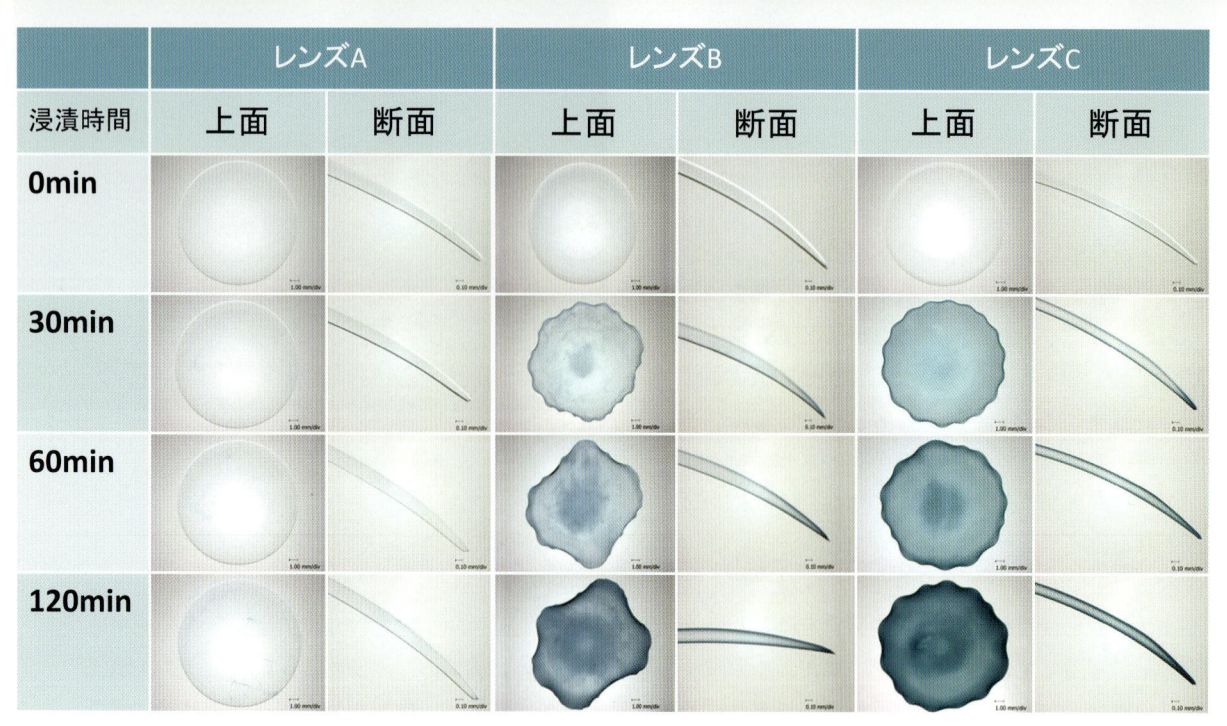

浸漬時間	レンズA 上面	レンズA 断面	レンズB 上面	レンズB 断面	レンズC 上面	レンズC 断面
0min						
30min						
60min						
120min						

図 5. ズダンブラックで染色したクレンジングオイルを用いて，各種シリコーンハイドロゲルレンズへの塗布試験を行った．
プラズマコーティング処理のレンズAでは，クレンジングオイルは表面にとどまっているが，その他の親水化処理であるレンズBとCでは，時間経過とともにクレンジングオイルが内部に浸透し，レンズが変形していく様子が観察された．

いると報告されている[2]．また，実際に臨床試験も行った．片眼にプラズマコーティングであるレンズA，もう片眼にレンズB（親水性高分子の組み込みによる親水化）を装用し，レンズを装用したままクレンジングオイルを用いて化粧落としを行った場合，19例中3例でレンズBの変形を認めた[3]．図5に，ズダンブラックで染色したクレンジングオイルをシリコーンハイドロゲルレンズに塗布し，時間経過による影響を観察した結果を示す．レンズBとレンズC（親水性シリコーンマクロモノマーによる親水化）では，時間経過とともに，クレンジングオイルがレンズ内部にまで浸透していくことが分かるが，レンズAでは，レンズ表面にとどまり，レンズ内部にまでは浸透しなかった．これはレンズAに採用されている，プラズマコーティングという表面コーティングが，レンズ内部への脂質の侵入を防ぐためと考えられる．しかし，図4のように，同じプラズマコーティングされたシリコーンハイドロゲルレンズにおいても，脂質の付着は従来のハイドロゲルレンズよりも多く経験する．この症例は，こすり洗いが十分でなかったこともあるが，脂質の付着を防ぐ指導が重要である．

2．マイナスの電荷をもったイオン性SCLは，タンパク質汚れを引き寄せやすい

イオン性の素材を含むSCLは，FDA分類のgroup IIIとgroup IVに分類される．各種存在するが，マイナスの電荷をもったイオン性SCLが数多く市場に出回っている．

マイナスの電荷どうしが反発し合うことで，レンズのポアサイズが広がりやすくなるため，含水率を高めることができ，これに伴い酸素透過性が上がる．また，軟らかく角膜形状対応能力に優れたレンズの作製ができる．しかし，マイナスの電荷をもっているために，涙液中に含まれるリゾチームなどプラスの電荷をもったタンパク質を引き寄せやすくなる[4]．

また，多くの点眼薬に含まれる塩化ベンザルコニウムはプラスの電荷を持っているため，吸着に注意する[5]．

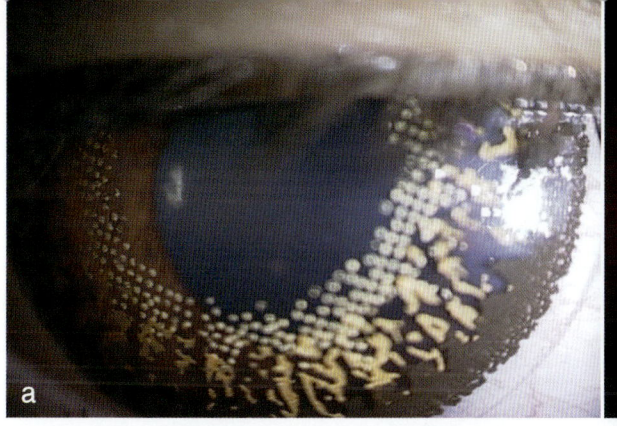

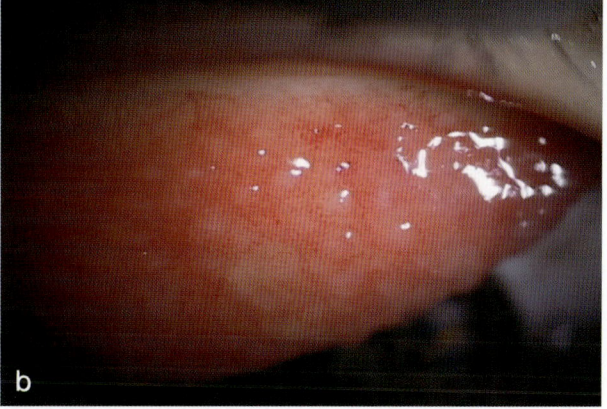

図 6. 眼科医師の診察，処方なしにインターネットで購入した 1 か月定期交換型カラー SCL を使用中，巨大乳頭結膜を生じた症例．カラー SCL では，汚れが分かりにくいことに加え，コンプライアンスが悪いケースが多いため，特に汚れによるトラブルに注意が必要である．

3．カラー SCL では汚れが分かりにくい

カラー SCL は，着色されているために診察時に細隙灯顕微鏡で観察しても汚れているかどうか分からない．筆者は，カラー SCL を処方する場合は，1 日使い捨てレンズのみ処方している．角膜白斑や虹彩欠損など，医療上の理由で虹彩付きカラー SCL を処方する場合は，1 年で交換するよう指導している．図 6 に，眼科医の診察を受けず，インターネットを通じて，1 か月定期交換型のカラー SCL を購入して使用し，巨大乳頭結膜炎を生じた症例を示す．カラー SCL 使用者の診察では，特に上眼瞼の反転は必須である．

カラー SCL では色素が落ちるという報告がある[6]．現在のカラー SCL の承認基準では色落ちに関しての基準はないため，各社の基準に委ねられている．色落ちしたカラー SCL では表面が凸凹になっているため，汚れやすくなる．特にカラー SCL ユーザーは，購入ルートがインターネットや雑貨店というケースが非常に多く，眼科医の管理から外れがちである．もともときちんとした指導を受けていないため，コンプライアンスが悪く，トラブルに拍車をかける実態となっている．さらに，個人輸入ルートでは製品の安全性が全く不明なレンズが，簡単に購入できてしまう．

カラー SCL に対する指導は困難である．2013 年現在，本邦の法律では，インターネットや雑貨店で，眼科医の診察なしに購入することが可能となってしまっている．これに対しては，学会や眼科医会が中心となって国民に対する啓発活動や，行政との話し合いも活発に行われている．臨床の第一線にいる眼科医は，まず目の前に来た患者を頭ごなしに怒るのではなく，粘り強い指導をしていくことが大切であると筆者は考えている．

汚れ落としの指導

汚れを落とすためには，基本的なこすり洗い，すすぎができていなければならない．問診し，できていなければ，まずこれを徹底させる．しかし，それだけでは，汚れに対応できないことも多い．特に，シリコーンハイドロゲルレンズに付着した脂質汚れは，基本のケアだけでは落とせないことも多い．

HCL 用では洗浄・保存液，SCL 用では洗浄・すすぎ・消毒・保存ができる多目的用剤（MPS）を使用し，こすり洗い，すすぎをしっかりしていれば洗浄もできていると過信されがちである．しかし，洗浄に特化した各種洗浄液の併用を勧めたい．若い世代では，既に使い捨てや頻回交換型の SCL が主流となっているため，洗浄液の必要性を感じなくなっているかもしれない．しかし，汚れ落としに洗浄液は非常に有効であるので，積極的な活用をしていただきたい．

洗浄液にはさまざまな種類があり，CL との相性もあり，患者側が選択するのは難しいと思われる．それぞれの患者に適した CL を処方するように，ケア用品や洗浄液についてもそれぞれの患者に適したものを勧めるほうがよい．以下に各種洗浄液の特徴を述べる．

1. 合成界面活性剤

界面活性剤は，親水基と親油基の両方を持ち，水と油を結びつけることができる．これにより，油を含んだ汚れを水になじませ，汚れを浮き上がらせることができるが，ここまでである．こすり洗いとすすぎという操作を行って初めて汚れを落とすことができる．合成界面活性剤は食器洗い洗剤にも使用されているが，食器を浸け置きして，こすり洗いとすすぎをせずに使用することはないのと同様である．浸け置き洗いだけでは，洗浄能力を発揮できないことを，患者にも十分説明する．

HCL用の洗浄保存液や，SCL用のほとんどのMPSにも合成界面活性剤は含まれている．しかし，目に入っても大丈夫という前提で作製されるため，洗浄能力を高めるには限界がある．洗い流してすすぐ前提で使用する方法の洗浄液のほうが，洗浄力が高い．

2. 研磨剤

研磨剤として無機金属塩や有機高分子などを含む洗浄液である．通常，合成界面活性剤も一緒に入っている．研磨剤によって物理的に汚れを除去する．しかし，レンズの種類によっては使えない場合もあるので，注意する．先にも述べたが，メニコン社のRGPCLすべてとシード社のS-1®というレンズでは研磨剤入りの洗浄液は使用できない．

3. 次亜塩素酸ナトリウム

次亜塩素酸ナトリウムは，タンパク質を強力に分解するため，タンパク質汚れには非常に効果的であるが，頻繁に使用すると素材に影響を与えるため，月1回程度の使用にとどめる．現在，HCL用ではメニコン社のプロージェント®があるが，使用できないレンズもある．詳細はメニコン社のホームページを参照されたい．

4. タンパク分解酵素

タンパク質は，そのままでは水に溶けることができないため，タンパク質汚れを落とすためには，まず水に溶けるようにしなければならない．タンパク分解酵素は，酵素によりタンパク質をアミノ酸のレベルにまで分解して，水に溶解させる働きがある．酵素なので，基質特異性があり，CL素材にまでは影響を与えない．錠剤，顆粒のタイプと液体のタイプがあるが，洗浄力は錠剤，顆粒のほうが強い．

5. イソプロピルアルコール

イソプロピルアルコールは，構造式に水酸基とアルキル基を持っている．水酸基が水となじみ，アルキル基が脂質となじむため，脂質汚れを効率的に落とすことができる．イソプロピルアルコールは眼鏡クリーナーなどにも使用されている成分で，洗浄後はレンズの光学面が磨かれたようにきれいになる．HCL用ではシード社のジェルクリン，HCLとSCL両用ではチバビジョン社のミラフロー®などがある．SCL用消毒剤として過酸化水素消毒剤と併用する場合，ミラフロー®に含まれる両性界面活性剤が洗浄後に残っていると，過剰発泡により泡が溢れ出ることがある．ヌルヌル感がなくなるまで，SCL用すすぎ液ですすぐようにする．また，ヌルヌル感が残っているのに装用すると刺激感を生じるので，しっかりとすすぐようにする．

化粧汚れに対する指導

化粧汚れに関しては，男性医師からは指導しにくいといった声もよく耳にする．写真やモニターなどで，実際の状況を患者側に示して，汚れの原因が化粧品であることを説明した後，化粧法の指導については女性スタッフの協力を得るとスムーズと思われる．

以下に化粧汚れを防ぐポイントを示す．

1）CLを扱う前は石鹸でしっかりと手を洗う．
2）化粧で汚れた手でCLを触らないために，先にCLを装用してから化粧をする(CL first)．
3）CLを装用したまま化粧落とし(クレンジング)をしない．先にCLを外してから，化粧落としをする(CL first)．
4）化粧落としの際は，直接クレンジング剤を眼瞼に塗布するのではなく，コットンや綿棒にクレンジング剤を含ませて丁寧に行う．

5）マスカラは根元から塗らない．

6）睫毛の内側にアイラインやアイシャドウを塗らない．

おわりに

CL の汚れに対する指導は，ときに対応が難しく，時間もかかり，粘り強い対応が必要となるが，うまくいった場合は患者からの信頼を得ることができ，今後の安全な CL 装用につながる．さまざまなトラブルにしっかり対応することは眼科医の腕の見せ所でもある．本論文を，明日の日常診療にお役立ていただければ幸いである．

謝　辞

原稿をご高閲いただいた近畿大学医学部眼科学教室非常勤講師，アイアイ眼科医院院長の宮本裕子先生に感謝いたします．

文　献

1) 月山純子，宮本裕子，福田昌彦ほか：コンタクトレンズに対する化粧品とクレンジング剤の影響．日コレ誌，**52**：102-107，2010．
2) 黒田　巖，竹本朱希，秋山　哲：クレンジング剤の開発と応用．フレグランスジャーナル，**20**（臨増）：129-137，2007．
3) 月山純子，三浦啓彦，土屋二郎：シリコーンハイドロゲルレンズに対する化粧品とクレンジング剤の影響―臨床での影響―．日コレ誌，**53**：S18-S21，2011．
4) 佐野研二：イオン性素材―何が問題なのか．あたらしい眼科，**17**：917-921，2000．
5) 土志田宏，松永　透，佐藤隆郎：イブジラスト点眼による各種ソフトコンタクトレンズへの影響．日コレ誌，**51**：242-246，2009．
6) 樋口裕彦：不適切なカラーコンタクトレンズの使用をやめられない患者さん．眼科ケア，**15**：47-49，2013．

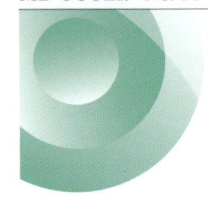

◎特集/最新 コンタクトレンズ処方の実際と注意点

コンタクトレンズのケア用品と指導

白石　敦*

Key Words : CL ケア(contact lens care)，CL ケアの歴史(changes in contact lens care)，MPS(multi-purpose solution)，すすぎ＋擦り洗い(rub and rinse care)，スタンドアロンテスト(stand-alone biocidal and regimen test)

Abstract : CL の進歩とともに，CL ケアの方法も変化しているが，それぞれの方法には長所・短所があり，よく理解して CL ケアの指導を行う必要がある．煮沸消毒は消毒効果が最も強い一方で，SCL に付着したタンパク質に対する巨大乳頭結膜炎などの合併症を考慮する必要がある．過酸化水素消毒は，比較的短時間で強い消毒効果を持つが，消毒剤と中和剤をまとめたワンステップタイプでは，消毒開始と同時に中和作用が始まるため消毒効果が不十分である．ポビドンヨード消毒は，過酸化水素消毒と同等以上の消毒効果を持ち，中和操作が必要であるが，有用な消毒法である．現在 CL ケアの主流である multi-purpose solution(MPS)は簡便な消毒方法であるが，他の消毒法に比較して消毒効果が弱く，擦り洗い，すすぎ，浸漬を合わせて初めてある程度の消毒効果を持つと考えるべきである．CL ユーザーは簡便さを求め，消毒効果やケア方法についての理解が十分でないことを念頭に置いて，CL ケアの指導を行う必要がある．

はじめに

コンタクトレンズ(CL)の歴史は 1508 年に Leonardo da Vinci が水を満たしたガラス球に直接眼をつける実験をしたことにまでさかのぼるが，実際に CL が普及したのは polymethylmethacrylate(PMMA)製のハードコンタクトレンズ(HCL)が開発された 1940 年ごろからである．PMMA 製 HCL はガス透過性コンタクトレンズ(RGPCL)が登場・普及するまで，約 40 年間にわたり CL の主流であった．PMMA 製 HCL は生体適合性がよく，汚れも付きにくいため一般的な洗浄剤でケアを行うだけで十分であった．一方 RGPCL は汚れが付きやすく，水濡れ性もよくないため，より強力な洗浄液やタンパクや脂質を除去するための酵素洗浄剤，親水性を高める保存液が必要となってきた．しかしながら，これらの CL は含水性がないため微生物に対する消毒の必要性は求められなかった．

一方でより快適な装用感を求めて 1961 年に hydroxyethyl methacrylate(HEMA)を主成分とするソフトコンタクトレンズ(SCL)が開発され，1971 年に海外で，1972 年には国内でも販売が開始された．SCL は含水性があるため，洗浄のみでは汚れ，特に微生物の除去が不完全であり，保存中に消毒を行う必要性(CL ケアの必要性)が出てきた．その後も，CL は進歩を遂げていくが，その進歩とともに CL ケアも変化してきた．CL ケアを指導するうえで，CL ケアの歴史を理解しておくことはたいへん重要である．

CL と CL ケアの歴史

1971 年に SCL が販売されたときには煮沸消毒が主に行われていた．煮沸消毒は強い消毒効果を持つが，SCL に付着したタンパク質などが加熱により固着，変性することにより SCL の変形をきたしたり，固着した成分に対するアレルギー反応で巨大乳頭結膜炎(GPC)を引き起こしたりする合

---

* Atsushi SHIRAISHI, 〒791-0295　東温市志津川 454　愛媛大学大学院医学系研究科眼科学，准教授

表 1. CL と CL 消毒システムの変遷

	CL の歴史		CL ケアの歴史	
	海外	国内	海外	国内
1961 年	HEMA 製 SCL 作成		煮沸消毒	
1971 年	HEMA 製 SCL 販売開始			
	Norman が RGPCL 開発			
1972 年		HEMA 製 SCL		煮沸消毒
1975 年			ヨウ素消毒剤	
1977 年			SCL 化学消毒剤（第 1 世代）	
1982 年			過酸化水素消毒（第 2 世代）	
1984 年	ディスポーザブル SCL			
1988 年			multi-purpose solution（MPS）（第 3 世代）	
1992 年				過酸化水素消毒
1994 年		頻回交換型ディスポーザブル SCL		
1995 年		1 日交換型ディスポーザブル SCL		
1996 年				MPS
1998 年	シリコーンハイドロゲル CL（SHCL）			
2001 年				ヨウ素消毒剤
2004 年		SHCL		

併症の問題があった．1977 年海外では煮沸消毒のコンプライアンスや簡便性を向上しようと，グルコン酸クロルヘキシジン，塩化ベンザルコニウム，チロメサールなどの消毒剤を使用した第 1 世代の SCL 化学消毒剤が登場した．しかしながら，これらの消毒剤成分は SCL 素材（HEMA）のポアサイズ（30～50Å）よりも分子量が小さいために SCL 内に吸収，蓄積され，これら消毒剤成分が原因の角膜上皮障害が問題となり，本邦においては販売されるには至らなかった．また同時期ヨウ素製剤も販売されていたが，煩雑さと不適合 SCL の存在のために広く普及するには至らなかった．1982 年，安全性を求めて，比較的消毒効果が高く，過敏症などの反応もほとんどない過酸化水素製剤が登場した．1980 年代には安全性，快適性を求めて高含水やイオン性 SCL が登場し，これらの SCL は煮沸消毒により劣化してしまうため，過酸化水素消毒の需要は高まった．しかしながら，中和操作が必要であり，この操作を忘れることによる強い痛みと充血を伴う眼表面障害が多発し，より簡便な消毒システムが求められていた．そして，1988 年洗浄・消毒・すすぎ・保存を 1 液で行える多目的用剤（multi-purpose solution；MPS）が登場し，本邦でも 1996 年より販売が開始され，現在最も使用されるようになっている（表 1）．

各消毒法の特徴

SCL の進歩とともに，消毒方法も変化してきたが，すべての消毒方法は現在でも行われている．各消毒方法には長所・短所があり，よく理解して CL ケアの指導を行う必要がある（表 2）[1]．

煮沸消毒

100℃ 以上で 20 分間加熱を行うため消毒効果は最も強く，CL ケースの消毒も同時に行うことができる．生理食塩水に SCL をつけて加熱するため，添加薬剤などによる眼表面への影響を考慮する必要がない．一方で，SCL に付着したタンパク質などが加熱により固着，変性することにより SCL の変形をきたしたり，固着した成分に対するアレルギー反応で巨大乳頭結膜炎（GPC）を引き起こしたりする合併症の問題があり，酵素製剤による定期的なタンパク除去が必要である．また，煮沸消毒では，電源を入れなければ消毒効果は全くなく，電源入れ忘れによる未消毒といった問題点もある．SCL 販売当初の低含水・非イオン性である HEMA 製 SCL では使用が可能であったが，現在の主流であるイオン性 SCL，高含水 SCL では

表 2. SCL の消毒方法の比較(文献 1 より改変)

	消毒メカニズム	簡便性	安全性	消毒力	抗菌スペクトル 細菌	抗菌スペクトル 真菌	抗菌スペクトル アカントアメーバ	保存時の殺菌効果
煮沸消毒	○100℃で20分煮沸	○方法は簡単であるが消毒機器が必要	○レンズの劣化(特にグループIV) ○変性タンパク質などがレンズに付着しやすい(GPC 発症率が高い)	○ほぼすべての細菌,真菌を死滅させる ○アカントアメーバにも有効	◎	◎	◎	なし
過酸化水素消毒	○3%過酸化水素により細胞壁のタンパク質,脂質を変性させる ○2～6時間	○中和を行う必要あり ○擦り洗いが必要	○薬剤アレルギーはない ○中和を忘れると角膜上皮障害を発症	○グラム陽性菌,陰性菌に強い殺菌力を持つが,真菌,ウイルスに効果弱い	◎	○△	△×	なし
ポビドンヨード消毒	○ヨウ素の酸化能により細胞内のタンパク質を破壊する ○4時間	○擦り洗いが不要 ○中和を行う必要がある	○ヨードアレルギーには禁忌	○細菌,真菌に強い殺菌作用を持つが芽胞には無効	◎	◎	○△	なし
MPS	○Polyquad または PHMB が細菌の細胞膜に付着し,界面活性作用により細胞膜を破壊	○ワンステップで簡便 ○擦り洗いが必要	○薬剤によるアレルギー反応がみられる	○アカントアメーバ,真菌に対する有効性が低い ○殺菌効果が弱いため,長時間の消毒時間を要する	○	△×	×	あり

加熱による CL の劣化が著しく煮沸消毒は行われなくなった.

過酸化水素消毒

煮沸消毒よりも消毒効果は劣るものの,比較的短時間で強い消毒効果を持つ.しかしながら,そのまま中和をしないで装用すると強い痛みとともに充血,角結膜上皮障害を引き起こすため,消毒後に中和操作が必要である.また,過酸化水素消毒のみでは汚れ除去効果は弱く,消毒液とは別に洗浄液による擦り洗いが必要になる.消毒効果が比較的高く,薬剤アレルギーも少ないため適切に行えば有効な消毒方法であるが,操作の煩雑さが問題点となる.その一つは,中和操作を忘れることによる眼障害がある.この問題は各社が消毒剤と中和剤をまとめることでワンステップタイプのシステムを開発して過酸化水素による眼障害の頻度は低下してきた.しかしながら,ワンステップタイプでは消毒開始と同時に中和作用が始まるため消毒効果が不十分(特にアカントアメーバに対し)であるという問題が起こっている.もう一つは,消毒剤と洗浄剤が別ボトルであるため,取り間違いにより過酸化水素ボトルで洗浄し,そのまま装用するという誤使用の問題もある.現在国内で市販されている過酸化水素製剤の一覧を示す(表3).

ポビドンヨード消毒

煮沸消毒には劣るものの,過酸化水素消毒と同等以上の消毒効果を持ち,過酸化水素同様に中和操作が必要である.消毒剤自体が褐色をしており,中和されると無色になるため,中和忘れや,中和不十分時での誤装用の心配は少ない.また結膜嚢洗浄としても用いられているため,眼表面への障害は過酸化水素に比べて少ない.ヨウ素アレルギー以外ではほとんどアレルギー反応がなく有用な消毒法である.当初は一部の SCL で使用が不可能であったが,現在はすべての SCL,SHCL(シリコーンハイドロゲル CL)で使用が可能となっている.しかしながら,CL ケースを十分に洗浄しないと中和剤成分がケース内に残存し,消毒が不十分となってしまうため,CL ケースの洗浄が必須である.現在国内で市販されているポビドンヨード製剤の一覧を示す(表4).

表 3.

メーカー	チバビジョン	チバビジョン	エイエムオー	エイエムオー	シード	シード	オフテクス
製品名	エーオーセプトクリアケア	エーオーセプト	コンセプトワンステップ	コンセプトクイック	ソフトメイト	コンセプトクイック	ケムセプトNEX
外観							
消毒成分	過酸化水素	過酸化水素	過酸化水素	過酸化水素	過酸化水素	過酸化水素	過酸化水素
中和	白金ディスク	白金ディスク	カタラーゼ	カタラーゼ	カタラーゼ	カタラーゼ	チオ硫酸ナトリウム
洗浄成分	プルロニック	—	—	—	—	—	ポリオキシエチレンポリプロピレングリコール
容量	120, 360 ml	120, 360 ml	120, 300 ml	240 ml	300 ml	240 ml	240 ml
粘稠剤			HPMC		HPMC		
特徴	○消毒効果が高い ○洗浄効果が高い(プルロニック配合) ○防腐剤フリー ○中和剤不要(白金ディスクで中和) ○プルロニックで潤いをプラス ○SHCLに使用できる	○消毒効果が高い ○中和剤不要(白金ディスクで中和) ○防腐剤・界面活性剤フリー ○SHCLに使用できる	○HPMCで中和剤をコーティング(すぐに中和が始まらず、十分に消毒) ○潤い成分配合(高分子HPMC) ○防腐剤フリー ○中和開始で液がピンクに(中和忘れ防止) ○SHCLに使用できる	○消毒10分+中和10分で完了のクイックケア ○防腐剤フリー ○回転レンズケース	○高分子HPMC配合(レンズに潤い、快適な装用感) ○1ステップケア ○中和開始で液がピンクに(中和忘れ防止) ○防腐剤フリー	○消毒10分+中和10分で完了のクイックケア ○防腐剤フリー ○回転レンズケース	○SHCLにも対応 ○つけ置きタイプ ①洗浄・消毒、②中和は別工程で行う(ケースは同じものを使用)

Multi-purpose solution(MPS)

MPSは1液でSCLの「消毒・洗浄・すすぎ・保存」を行えるという簡便さが特徴である. MPSには、レンズを消毒するための消毒剤やこれを補助する消毒助剤, レンズを洗浄するための界面活性剤, キレート剤やタンパク除去剤, さらに, pHを中性に保つ緩衝剤や浸透圧を調整する等張化剤などが基本成分として配合されている. さらに, 最近のMPSでは快適性を上げるための潤い成分なども配合されている[1]. 消毒剤成分としては, 塩化ポリドロニウム(Polyquad)と, 塩酸ポリヘキサニド(PHMB)があるが, いずれも低濃度で配合されており, 細菌に対してはある程度の消毒効果は認めるが, 真菌やアカントアメーバに対しての消毒効果は弱く, 他の消毒法に比較して消毒効果が弱い. 擦り洗い, すすぎに浸漬による消毒を合わせて初めて消毒効果を持つと考えるべきである. 多くの成分が配合されているため, 薬剤アレルギー反応を認めることがあり, 特定のMPSと

表 4.

メーカー	オフテクス	オフテクス	オフテクス
製品名	ファーストケアCT	ケムセプトワンステップ	ファーストケアEX
外観			
消毒成分	ポビドンヨード(ヨウ素)	ポビドンヨード(ヨウ素)	ポビドンヨード(ヨウ素)
中和	乾燥亜硫酸ナトリウム	乾燥亜硫酸ナトリウム	アスコルビン酸
洗浄成分	タンパク質分解酵素	—	タンパク質分解酵素
容量	240 ml	240 ml	240 ml
粘稠剤	—	—	—
特徴	○高い消毒効果 ○タンパク質分解酵素配合 ○簡便なケアステップ(消毒・中和が1錠でできる) ○防腐剤フリー ○SHCLにも対応. ただし、使用できないSCLあり(特にコンベンショナル)	○高い消毒効果 ○高い安全性 誤使用時の安全性:(低)H₂O₂<ポビドンヨード(高) ○防腐剤フリー ○中和忘れ・中和不足防止 消毒が完了すると液の色変わる(消毒中:橙色, 消毒完了:無色)	○高い消毒効果 ○タンパク質分解酵素配合 ○色が変わるケア(オレンジ色から無色へ) ○防腐剤フリー ○カラコン, SHCLにも対応

表 5. （次ページにつづく）

メーカー	メニコン	メニコン	エイエムオー・ジャパン	エイエムオー・ジャパン	エイエムオー・ジャパン	エイエムオー・ジャパン	エイエムオー・ジャパン
製品名	エピカコールド	エピカコールドアクアモア	コンプリートクリアコンフォート	コンプリートプロテクト	コンプリートダブルモイスト	コンプリートテンミニッツ	コンフォートケア
外観							
消毒成分	PHMB(1 ppm)	PHMB(1 ppm)	PHMB(1 ppm)	PHMB(1 ppm)	PHMB(1 ppm)	PHMB(1 ppm)	PHMB(1 ppm)
洗浄成分	POE 硬化ヒマシ油	POE 硬化ヒマシ油	ポロクサマー	ポロクサマー	ポロクサマー	ポロクサマー	ポロクサマー
容量	12, 70, 280, 360, 500 ml	12, 70, 280, 360, 500 ml	60, 240, 360 ml	60, 120, 240 ml	60, 480 ml	120, 360 ml	360 ml
粘稠剤	—	天然系保湿成分	—	—	HPMC	HPMC	—
特徴	○消毒効果と安全性の両立 ○高い脂質洗浄力 ○タンパク付着防止効果 ○2 つの潤い成分 (POE 硬化ヒマシ油/PG) による潤い効果	○消毒効果と安全性の両立 ○高い脂質洗浄力 ○タンパク付着防止効果 ○3 つの潤い成分 (POE 硬化ヒマシ油/PG/天然系保湿成分) による潤い効果	○高い消毒効果 ○高い洗浄効果 ○タウリン (緩衝剤) とヒアルロン酸 Na (粘稠剤) 配合 ○快適な装用感 (潤いコート)	○消毒力と安全性の両立 ○優れた消毒効果 ○タンパク質に優れた洗浄効果 (ポロクサマー/EDTA/リン酸の働き) ○快適な装用感 (潤いコート)	○潤いコーティング (HPMC+ポロクサマー) によりレンズの乾燥を防ぐ ○高い消毒効果 ○優れたタンパク質除去効果 ○涙に近い性状 (NaCl+KCl)	○最短 10 分で消毒完了 ○潤い効果で快適なつけ心地 (潤い成分記載せず) ○高い消毒効果 ○優れたタンパク質除去効果 ○自然の涙に近い性状	○これ一本で、洗浄・すすぎ・消毒・保存が OK ○しっかり洗浄 (タンパク汚れ付着防止) ○潤い成分プラス ○涙液に近い性状

メーカー	ボシュロム・ジャパン	ボシュロム・ジャパン	日本アルコン	日本アルコン	チバビジョン	ロート製薬	ロート製薬
製品名	レニューフレッシュ	レニューセンシティブ	オプティフリープラス	オプティフリー	フレッシュルックケア 10 ミニッツ	ロート C キューブソフトワンモイスト a	ロート C キューブソフトワンクール a
外観							
消毒成分	ダイメッド (PHMB) (1.1 ppm)	ダイメッド (PHMB) (0.7 ppm)	ポリクォッド (11 ppm)	ポリクォッド (11 ppm)	PHMB(1 ppm)	PHMB(1 ppm)	PHMB(1 ppm)
洗浄成分	ポロキサミンハイドラネード	ポロキサミン	テトロニック	—	ポロクサマー	ポロクサマー	ポロクサマー
容量	60, 355, 500 ml	355, 500 ml	120, 240, 360 ml	120, 240, 360 ml	120, 360 ml	500 ml	500 ml
粘稠剤	—	—	—	—	—	HPMC	HPMC
特徴	○潤い成分 (ポロキサミン) 配合で瞳に優しい装用感 ○高い消毒効果と瞳への優しさを両立 (ダイメッドは微生物だけに作用. 人の眼に作用しない) ○タンパク除去成分配合	○瞳に優しい涙のクッション (潤い成分ポロキサミン配合) ○高い消毒効果と瞳への優しさを両立 (ダイメッドは微生物だけに作用. 人の眼に作用しない)	○高い洗浄力 ○クエン酸+テトロニックでこすり洗いの効果を高めるクエン酸がレンズ保存中もタンパク質洗浄 ○テトロニックによる潤い ○高分子消毒成分ポリクォッド	○日本で初めての MPS ○クエン酸による洗浄システム (界面活性剤使用せず) ○高分子消毒成分ポリクォッド (しっかり消毒. レンズに入り込まない)	○消毒・洗浄が 10 分で完了 (きちんと洗って, しっかりすすぎ洗いが前提) ○リン酸塩/EDTA/ポロクサマーの 3 成分で相乗的に汚れ除去	○快適性を追及液体粘性を高めて潤いを逃がさない (ポロクサマー+HPMC)	○日本でただ 1 つの清涼成分配合 SCL 用消毒液 ○潤い成分ポロクサマー配合

表 5. つづき

メーカー	オフテクス	オフテクス	旭化成アイミー	旭化成アイミー	シード	シード	シード
製品名	バイオクレンワン	バイオクレンワン ウルトラモイスト	ワンボトルケア	レンズコート	シードゥ ソフトケア	シードゥ ソフトケア ピュア	フォレストリーフ
外観							
消毒成分	PHMB(1 ppm)	PHMB(1 ppm)	PHMB(1 ppm)	PHMB(1 ppm)	PHMB(1 ppm)	PHMB(1 ppm)	PHMB(1 ppm)
洗浄成分	ポロクサマー	ポロクサマー	—	—	—	—	—
容量	360, 500 ml	360, 500 ml	120, 360 ml	120, 500 ml	120, 360 ml	120, 360 ml	360 ml
粘稠剤	—	—	HPMC	リピジュア®・HPMC	リピジュア®・HPMC	リピジュア®・HPMC	HPMC
特徴	○雑菌(PHMB)も汚れ(界面活性剤)もしっかり除去 ○SHCLにも使用可能	○複数の潤い成分をバランスよく配合(内側にも潤い成分) ○消毒成分PHMBのレンズへの吸着抑制→眼の細胞へのダメージ低減	○PHMBによる消毒効果 ○潤い成分HPMCの働きで乾燥を防ぐ ○界面活性剤フリー	○PHMBによる消毒効果 ○高い安全性:表示指定成分(界面活性剤・防腐剤)を含まない処方+リピジュア®の細胞膜保護効果 ○優れた洗浄力+汚れ付着ブロック(リピジュア®の効果) ○HPMC+リピジュア®で乾燥防ぐ	○優れた洗浄・消毒力 ○リピジュア®+HPMCのダブルの保水力でレンズ表面に潤い膜形成→汚れの付着防止 ○人工涙液型(NaCl+KCl)処方	○高い消毒力 ○リピジュア®+HPMCのダブルの保水力でレンズ表面に潤い膜形成→汚れの付着防止 ○角膜への高い安全性	○界面活性剤フリー ○PHMBによる消毒効果 ○潤い成分(HPMC)配合→乾燥を防ぐ

メーカー	エイコー	日本オプティカル
製品名	ソフトCMケアプレミアム	モイストティアラ
外観		
消毒成分	PHMB(1 ppm)	PHMB(1 ppm)
洗浄成分	ポロキサマー	ポロキサマー
容量	500 ml	360 ml
粘稠剤	HPMC	HPMC
特徴	○10分の漬けおきで消毒完了 ○PHMBによる消毒効果 ○ポロキサマー+EDTAによる洗浄効果 ○HPMC+ポロキサマーのダブルの潤い効果	○優れた洗浄効果:ポロキサマー配合 ○快適性:HPMC配合

SHCLとの組み合わせで角膜上皮障害を認めることもある.現在国内で市販されているMPS製剤の一覧を示す(表5).

SCL消毒の評価法

現在,SCL消毒剤の製造,輸入販売申請の際の消毒評価法としてスタンドアロンテストが採用されている.スタンドアロンテストとは,国際標準化機構(ISO)で採用されているSCL消毒評価試験(ISO14729 standard during development of the products)およびアメリカ食品医薬品局(FDA)で採用されている消毒評価試験(premarket notification(510(k)) guidance document for contact lens care product)で実施される試験である[2].スタンドアロンテストでは,眼感染症の起因菌のなかから特にCL感染の原因となる5菌種(細菌3株・真菌2株)(表6)に対する消毒効果を評価しており,第一・第二の2つの基準がある.第一基準は細菌を3 log,すなわち1/1000に減少し,真菌を1 log,すなわち1/10に減少することが要求され,合格であれば"ソフトコンタクトレンズ消毒液"として認められる.第一基準に合格しなかった

微生物	試験菌	菌株
細菌	緑膿菌	ATCC 9027
	黄色ぶどう球菌	ATCC 6538
	セラチア	ATCC 13880
真菌	カンジダ	ATCC 10231
	フザリウム	ATCC 36031

表 6. スタンドアロンテストに用いられる菌株

ATCC : American type culture collection

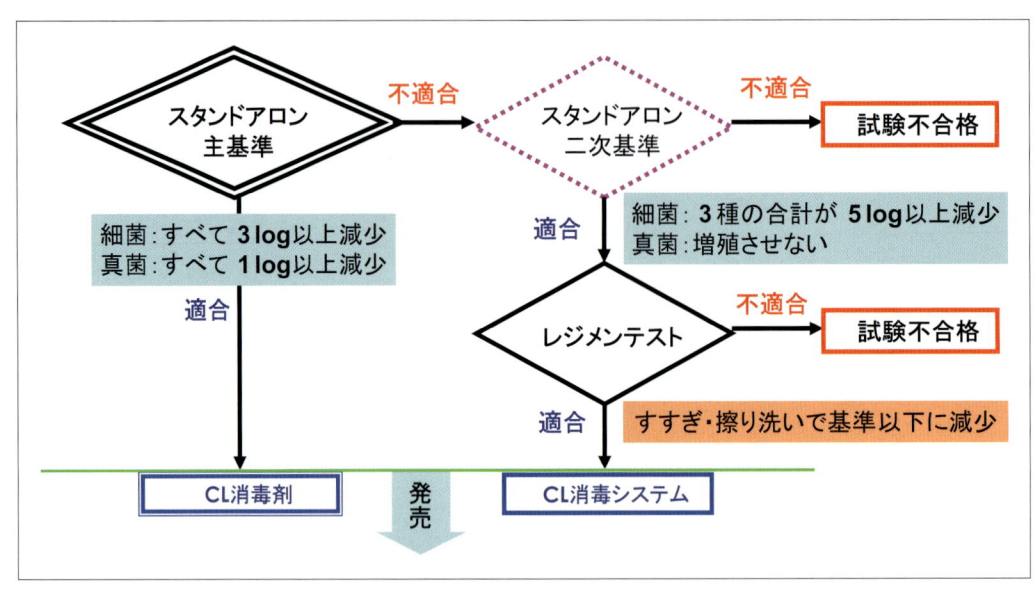

図 1. スタンドアロンテストの流れ

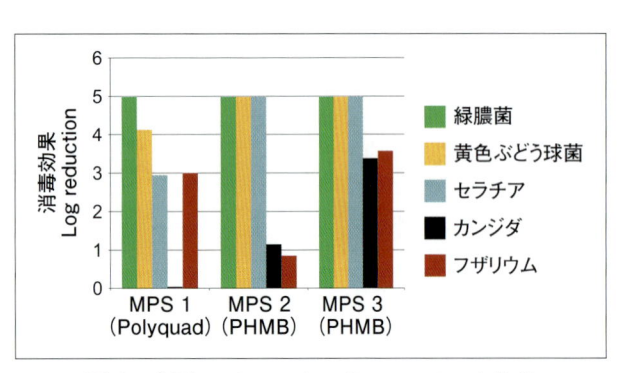

図 2. 主要 MPS のスタンドアロンテスト結果

MPS は，第二基準で判定されることとなる(図1)．第二基準では細菌にのみ最低限の消毒効果：3種類の菌に対しそれぞれ 1 log 以上，かつその和が 5 以上(1 log ＋ 2 log ＋ 2 log など)減少させ，真菌に対しては増殖を認めないという条件をクリアすれば合格となるが，消毒効果が弱いため，さらに擦り洗い試験が必要となる．擦り洗い試験とは，十分な擦り洗いとすすぎを併用することで，レンズ上の微生物が取り除けるかを確認する試験で，これらに合格すれば"ソフトコンタクトレンズ消毒システム"として認められる．

図 2 に主要 MPS のスタンドアロンテストの結果を示すが，同じ PHMB を消毒成分とする製品間でも消毒効果に差があることが分かる．MPS の消毒効果評価法に 2 つの基準"ダブルスタンダード"があることは，一般にはあまり知られておらず，市販 MPS のパッケージにもこうした合格基準は書かれていないのが現状である．また，近年，問題となっているアカントアメーバに対する効果は全く問題とされていないことからも，現在の SCL 評価法は不完全と言わざるをえず，角膜感染症発症予防を念頭に置いた統一基準の策定が望まれる．

CL ケアの指導

CL 装用者の増加とともに増加しつつある CL 関連角膜感染症は現在社会問題となっており，CL ケアの指導を行ううえでの大きな課題といえる．CL ケアの指導を行うためには CL 関連角膜

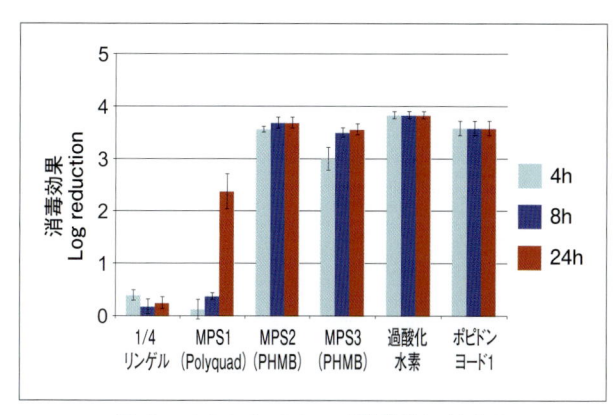

図 3. アカントアメーバ栄養体に対する
SCL 消毒製剤の消毒効果

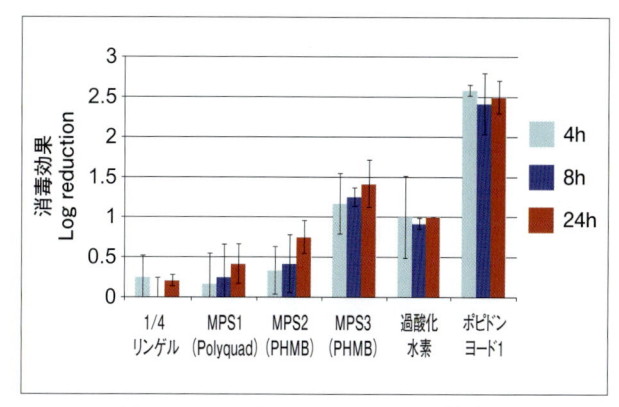

図 4. アカントアメーバシストに対する
SCL 消毒製剤の消毒効果

感染症が発症する背景を理解しておく必要がある．その背景としては，①不完全な SCL 消毒剤評価法が原因で，消毒効果の異なる製品が同列に扱われて販売されていること，②ユーザーが CL ケアの簡便さを求め，消毒効果やケア方法についての理解が十分でないこと，が挙げられる．つまり，現在の CL ケアの課題は SCL，SHCL 消毒剤の主流である MPS の使用方法にあるといえる．その消毒効果の違いをスタンドアロンテスト指摘菌種に対してみてみると，MPS は細菌に対しては一定の消毒効果はあるというものの，ばらつきがあり，真菌に対しては一部全く消毒効果のない製剤も認められる（図 2）．MPS の消毒効果は弱いため，消毒効果を発揮するには時間を要する．さらには CL ケースの洗浄乾燥を行わず，継ぎ足しながら使用すると，消毒効果はさらに減衰することが判明している[3]．また一般的な CL ケアの場所である洗面所では微生物汚染を防ぐことは不可能であり[4]，CL ケースに消毒液を残存させたまま蓋を開けて放置し，継ぎ足しをすると容易に微生物が増殖してしまうことになる．このような情報を知らされていない一般の CL ユーザーは"消毒剤"と書いてあれば，「そこに漬けるだけですべての微生物は消毒される」と考えても不思議ではない．また，近年アカントアメーバ角膜炎の増加が大問題となっているが，MPS はアカントアメーバ栄養体に対してはある程度の効果がある製剤が存在するものの，全く消毒効果のない製剤もあることが判明し，MPS にはアカントアメーバシストに対する効果はないという報告がなされている（図3，4）[5]．前述のスタンドアロン試験では，浸漬のみで消毒効果が十分でない場合は"洗浄＋擦り洗い"を併用して消毒効果があれば認可される．実際，MPS による浸漬よりも洗浄や擦り洗いのほうが減菌率は高いとの報告もある[6]．我々のアカントアメーバに対する消毒効果の検討でも，浸漬による消毒よりもすすぎと擦り洗いを併用したほうがはるかに効果が高いことが明らかとなっている（図5，6）．原理は物理的な除去であるが，MPS を使用した SCL ケアでは MPS の消毒効果よりも"すすぎ＋擦り洗い"が最も重要なステップであることを認識しておく必要がある．

まとめ

CL と CL ケアの歴史は快適性・簡便性を求めて新製品が開発されてきた．最も簡便な SCL システムは 1 日使い捨て SCL，SHCL であり，適切な装用をすれば安全性が高いシステムである．しかしながら，弱年齢層にとってコスト面の負担が大きく，コストは低いが CL ケアが必要な頻回交換型 SCL，SHCL の需要が高い．CL ケアに関しても比較的安全な過酸化水素製剤やポピドンヨード製剤は若干コストが高く，煩雑であるため，簡便でコストの低い MPS の需要が高いのが現実であろう．我々 CL ケアの指導に携わる者にとって必要なことは，CL ユーザーの知識・常識を鵜呑みにすることなく，適切な CL ケア教育・指導を行う必要がある．

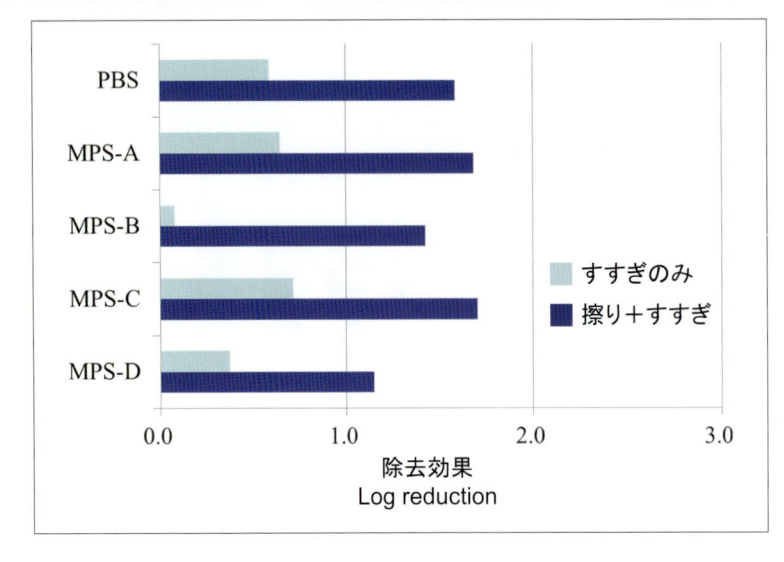

図 5.
SHCL に付着させたアカントアメーバの除去効果

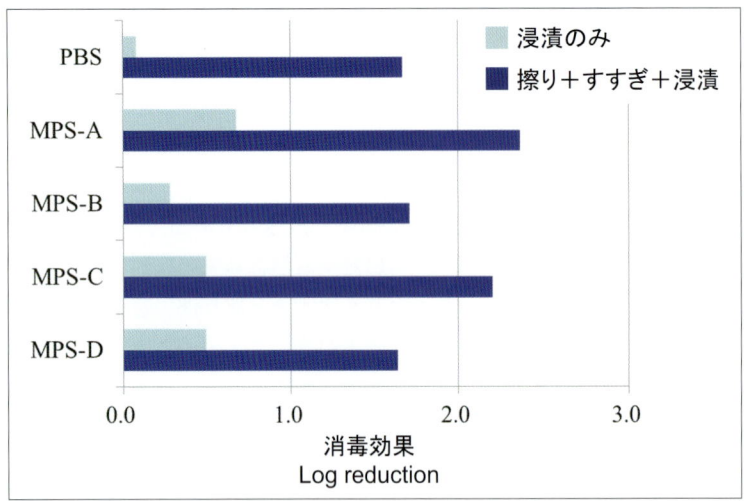

図 6.
SHCL に付着させたアカントアメーバの消毒効果

文献

1) 金井 淳,澤 充,大橋裕一ほか:コンタクトレンズ診療ガイドライン.日眼会誌,**109**:637-665, 2005.
2) 岡田正司:CL ケア教室 ソフトコンタクトレンズの消毒の評価法(スタンドアロンテスト).日本コンタクトレンズ学会誌,**48**:93-97,2006.
3) Rosenthal RA, Dassanayake NL, Schlitzer RL, et al:Biocide uptake in contact lenses and loss of fungicidal activity during storage of contact lenses. Eye Contact Lens, **32**:262-266, 2006.
4) 鈴木 崇,白石 敦,宇野敏彦ほか:洗面所における微生物汚染調査.あたらしい眼科,**26**:1387-1391, 2009.
5) Kobayashi T, Gibbon L, Mito T, et al:Efficacy of commercial soft contact lens disinfectant solutions against Acanthamoeba. Jpn J Ophthalmol, **55**:547-557, 2011.
6) 小野 慎,斎藤 秀,溝口 晋ほか:Multipurpose Solution の擦り洗いの回数及び濯ぎ量の違いによる消毒効果の比較.日本コンタクトレンズ学会誌,**45**:193-197,2003.

たくさんのコンタクトレンズやケア用品の中から,適応や特徴を正確に捉え選択する資料として最適な1冊

コンタクトレンズ データブック 第3版

編集

小玉 裕司
小玉眼科医院院長

梶田 雅義
梶田眼科院長

植田 喜一
ウエダ眼科院長

糸井 素純
道玄坂糸井眼科医院院長

前田 直之
大阪大学大学院医学系研究科
視覚情報制御学寄附講座教授

さらに充実! 大変便利になった第3版

- オールカラーに刷新!パッケージやCLのカラー画像も掲載
- 乱視用,遠近両用,カラーCLなど種類増加,データ項目も増加してさらに詳しく!
- iPad/iPhone対応検索アプリのダウンロード権付き!
  本書のデータを簡単に検索できる!

日本で販売しているコンタクトレンズとそのケア用品について調べたいなら,この1冊。調べたいレンズが検索しやすいよう,カテゴリーを細かく分類して商品のデータを掲載。各レンズのデータは,適応や特徴を明確に捉えられるよう,製法,材質,含水率,Dk値,Dk/L値,中心厚,刻印,表面処理など,旧版よりもさらに詳細に記載。

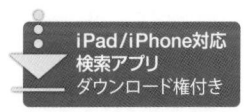

iPad/iPhone対応
検索アプリ
ダウンロード権付き

定価(本体9,000円+税)
B5判・440頁・オールカラー
写真700点,イラスト300点
ISBN978-4-7583-1089-5

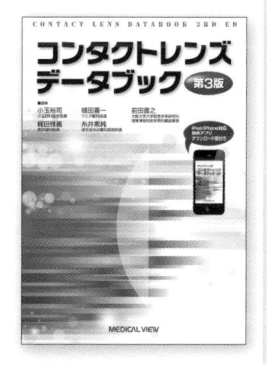

写真・イラストを中心とした印象強い独特のレイアウトで展開した紙面構成でわかりやすく,しっかり身につけることができる。入局したての専修医にも役立ち,臨床にすぐに活かせる"クローズアップ"シリーズ

眼科診療の第一歩は診察。その心得やコツをしっかりとおさえておこう!

眼科診察クローズアップ

監修 宇治 幸隆
医療法人社団主体会 小山田記念温泉病院
東京医療センター 名誉臨床研究センター長

編集 山田 昌和
杏林大学医学部眼科学教授

定価(本体9,000円+税)
B5変型判・216頁・オールカラー
写真500点,イラスト100点
ISBN978-4-7583-0748-2

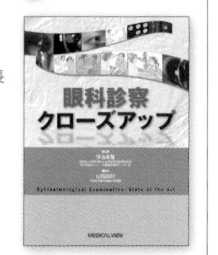

緑内障の早期発見,早期治療をめざした診療力アップをはかる1冊

緑内障診療クローズアップ

編集 木内 良明
広島大学大学院医歯薬総合研究科
視覚病態学教授

定価(本体11,000円+税)
B5変型判・288頁・オールカラー
写真250点,イラスト120点
ISBN978-4-7583-1088-8

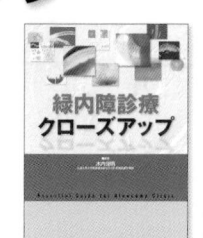

網膜診療の基本をしっかりおさえよう!
1,000点以上もの豊富な写真でみる,診療にすぐに役立つテキスト

網膜診療クローズアップ

著者 柳 靖雄
東京大学大学院医学系研究科
感覚・運動機能医学講座眼科学講師

定価(本体11,000円+税)
B5変型判・336頁・オールカラー
写真1050点,イラスト30点
ISBN978-4-7583-0747-5

眼科医に必須となる外来処置・小手術の基本を確実に身につけよう!

眼科外来処置・小手術クローズアップ

編集 江口 秀一郎
江口眼科病院院長

定価(本体10,000円+税)
B5変型判・228頁・オールカラー
写真150点,イラスト300点
ISBN978-4-7583-0749-9

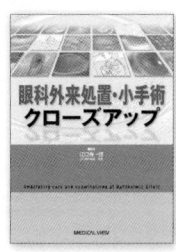

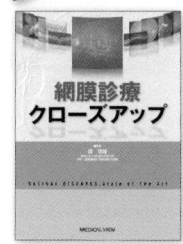

※ご注文,お問い合わせは最寄りの医書取扱店または直接弊社営業部まで。

メジカルビュー社

〒162-0845 東京都新宿区市谷本村町2番30号
TEL.03(5228)2050　E-mail(営業部) eigyo@medicalview.co.jp
FAX.03(5228)2059　http://www.medicalview.co.jp

スマートフォンで
書籍の内容紹介や目次が
ご覧いただけます。

◎ 安全・快適性を追求した
『国産オルソケラトロジーレンズ』

◎ レンズは全て受注生産
細かなご要望にも対応

◎ 最短でご注文当日に生産・
出荷が可能

特殊デザインの
高酸素透過性レンズ

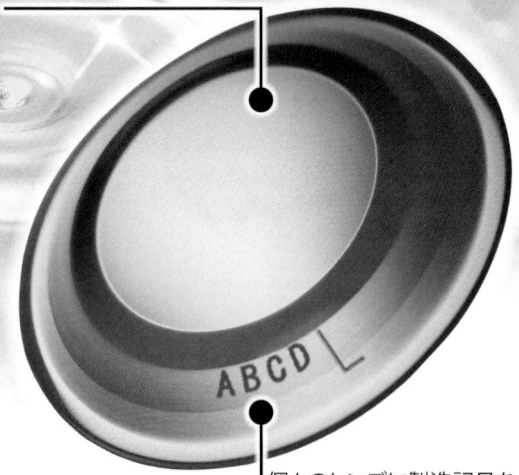

α オルソ®-K
オルソケラトロジー

医療機器承認番号：22100BZX00551000
22100BZX00551A01

アルファ　オルソ　検索

個々のレンズに製造記号を
刻印して品質管理

αオルソ-K医家向け専用サイト
www.alpha-ok.com

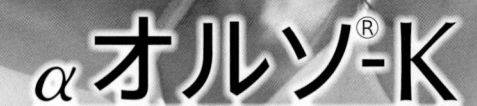

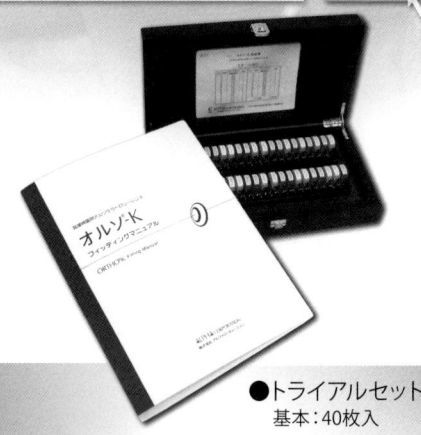

●トライアルセット
基本：40枚入

αオルソ-Kに関するお問い合わせは

ALPHA CORPORATION
株式会社アルファコーポレーション

〒461-0001　名古屋市東区泉一丁目8番16号
TEL.052-971-6008 （オルソケラトロジー専用ライン
9:00〜12:00　13:00〜18:00　土日除く）

アルファコーポレーションwebサイト　www.alphacl.co.jp

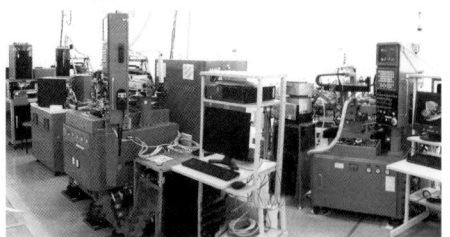

フルオートメーションの製造ライン

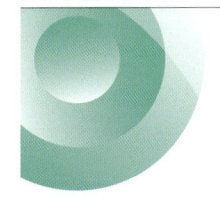

◎特集／最新 コンタクトレンズ処方の実際と注意点

オルソケラトロジーと処方の実際

平岡孝浩*

Key Words: オルソケラトロジー(orthokeratology), ガイドライン(guideline), リバースジオメトリーレンズ(reverse geometry lens), 近視(myopia), ブルズアイパターン(bull's eye pattern), 細菌性角膜炎(microbial keratitis)

Abstract: オルソケラトロジーとはリバースジオメトリーデザインを有するハードコンタクトレンズを就寝時に装用することにより近視矯正効果を得る手法であり,近年本邦でも普及してきている.そのメカニズムとしては,中央部の角膜上皮の菲薄化と中間周辺部の角膜厚増加により効果が発現すると考えられている.万人に効く治療ではないので,その適応と禁忌や他の屈折矯正法との違い(メリット・デメリット)をよく理解したうえで処方する.安全性を重視するなら日眼のガイドラインを遵守すべきである.レンズフィッティングにおいてはブルズアイパターンのフルオ染色像やトポグラフィ所見を確認する.合併症としては感染性角膜潰瘍の発生に最も注意すべきである.これを未然に防ぐために,適応を守り過度な矯正を避けること,そして定期検査やレンズケア指導を十分に行うことが重要である.

はじめに

オルソケラトロジーとは,特殊なデザインが施されたハードコンタクトレンズ(HCL)を計画的に装用することにより,角膜形状を意図的に変化させて近視を矯正する手法である.1960年代にアメリカでorthofocus techniqueとして紹介されたことに端を発し[1],既に50年以上の歴史を持つ.現在では高 Dk 値のガス透過性 HCL を用いることにより夜間睡眠中の矯正が可能となり(オーバーナイトオルソケラトロジー),昼間は矯正用具から解放され裸眼で生活できるようになった.屈折矯正手術と比較して,簡便に導入できる点や治療を中止すれば元の状態に戻せること(可逆性)が大きな利点である.また近年では小児の眼軸伸長抑制効果が多数報告されるようになり[2)~8)],海外では近視進行抑制(myopia control)を目的とした学童や未成年者への適応が広がっている.

本邦では2009年にアルファコーポレーション社のαオルソ®Kが角膜矯正用コンタクトレンズとして初めて認可され,その後ボシュロム社のB+Lオルソケ®,テクノピア社のマイエメラルド®,ユニバーサルビュー社のブレスオーコレクト®が製造販売承認を取得するに至っており,国内でも徐々に普及してきているが,日眼のガイドラインでは20歳以上が適応となっているため,諸外国のように学童を中心とした処方が浸透しているわけではない.

オルソケラトロジーの適応

非観血的な治療であるがゆえ矯正効果には限界がある.すべての近視眼に適応となるわけではないので,成功しやすい症例の特徴を知り適応を慎重に判断する必要がある.また効果だけでなく安全性も担保しなければならない.本邦ではオルソケラトロジー・ガイドラインが策定されているので(表1),これを診療の指針とすべきである.もちろんこれに従った処方を行っても不成功に終わ

* Takahiro HIRAOKA, 〒305-8575 つくば市天王台1-1-1 筑波大学医学医療系眼科,講師

表 1.

≪適 応≫
➢ 年齢：20歳以上．
➢ 近視度数：－1.00～－4.00 D．
➢ 乱視度数：－1.50 Dまでの乱視．直乱視よりも倒乱視や斜乱視の矯正は難しい．軸度にも留意．
➢ 角膜中心屈折力：39.00～48.00 D．
➢ 健常眼：シルマー試験が5 mm以上，かつ角膜内皮細胞密度が2000個/mm²以上．

≪慎重処方≫
➢ ドライアイを起こす可能性のある薬物あるいは視力に影響が出る可能性のある薬物，抗炎症薬（ステロイド等）の使用．
➢ 暗所瞳孔径が大きい（暗所瞳孔径は4～5 mmであることが望ましい）．

≪禁 忌≫
➢ インフォームド・コンセントを行うことが不可能もしくはそれを望まない，あるいは取り扱い説明書の指示に従えない．
➢ 定期検診に来院することが困難．
➢ 妊婦，授乳中の女性あるいは妊娠の計画がある．
➢ 円錐角膜の兆候あるいは他の角膜疾患．
➢ AIDSや自己免疫疾患などの免疫異常あるいは糖尿病の存在．
➢ コンタクトレンズの装用（またはケア用品の使用）によって，アレルギー性の反応を起こす．
➢ 前眼部に急性，亜急性炎症または細菌性，真菌性，ウイルス性などの活動性角膜感染症がある．
➢ 角膜，結膜，眼瞼に影響を及ぼす眼疾患，損傷，奇形などがある．
➢ 重症の涙液分泌減少症（ドライアイ）．
➢ 角膜知覚が低下している．
➢ 充血あるいは異物感がある．
➢ 治療途中に車やバイクの運転をする，または視力変化が心身の危険に結びつくような作業をするもの．
➢ 不安定な角膜屈折力（曲率半径）測定値あるいは不正なマイヤー像を示す（不正乱視を有する）．

（オルソケラトロジー・ガイドライン（日眼会誌113巻6号：676～679）から抜粋・一部改変）

表 2. オルソケラトロジーの特徴と他の矯正法の比較

	オルソケラトロジー	眼鏡	コンタクトレンズ	屈折矯正手術
昼間矯正	不要	必要	必要	不要
夜間矯正	必要	不要	不要	不要
スポーツ	適	不適	適	適
角膜侵襲	小～中等度	なし	小	大
安全性	比較的安全	極めて安全	比較的安全	比較的安全
矯正範囲	比較的狭い	広い	広い	比較的広い
乱視矯正	弱	強	強	中～強
中長期データ	なし	あり	あり	あり
可逆性	あり	あり	あり	なし
日内変動	あり	なし	なし	なし（～あり）
短期コスト	中～高	低～中	低～中	中～高

注：オルソケラトロジーのコストに関しては施設により異なる．

る症例も存在するし，適応から外れる症例でも成功することはあるのだが，安全性を優先するならガイドラインに則るべきである．経験豊富で熟練した医師であれば自己裁量によって適応を広げることは可能である．しかし適応を広げるほど成功率は低下し脱落率は高くなる．また安全性も低下することは承知しておかなければならない．

　数ある屈折矯正法のなかでオルソケラトロジーがどのような特徴を有し，どのような位置づけにあるのかを十分に理解することも重要である（表2）．一定期間の治療を行えば近視が治ってしまうと勘違いしている患者もいるため，可逆的な治療であることは強調しなければならない．そして過度の期待を抱かせずに，ネガティブな側面も含めて的確な情報を提供したうえで同意を得る必要がある．患者のキャラクターも十分に考慮すべきで，高いQOVを要求する神経質な方には不向きである．

処方の実際

　国内外で多数のオルソケラトロジーレンズが認可されており，それぞれ細部は多少異なるものの，概ね類似している．基本デザインはリバースジオメトリーデザイン（reverse geometry design）と称され，中央から周辺に向かって①ベースカーブ（BC），②リバースカーブ（RC），③アライメントカーブ（AC），④ペリフェラルカーブ（PC）の4つの領域から構成されている（図1）．このレンズを装用することにより，中央部の角膜上皮の菲薄化と中間周辺部の角膜厚増加がもたらされ，その結果近視が軽減し裸眼視力の向上が得られる．

　処方の手順はメーカーによって若干異なる．それぞれの詳細については各社のマニュアルを参照していただきたい．またMountfordらの著書[9]にフィッティング原理の詳細が記述されているので興味のある方には一読をお勧めする．ここでは標準的な処方法として本邦初の承認レンズ（αオルソ®Kレンズ）を例にとって手順を解説する（図2）．

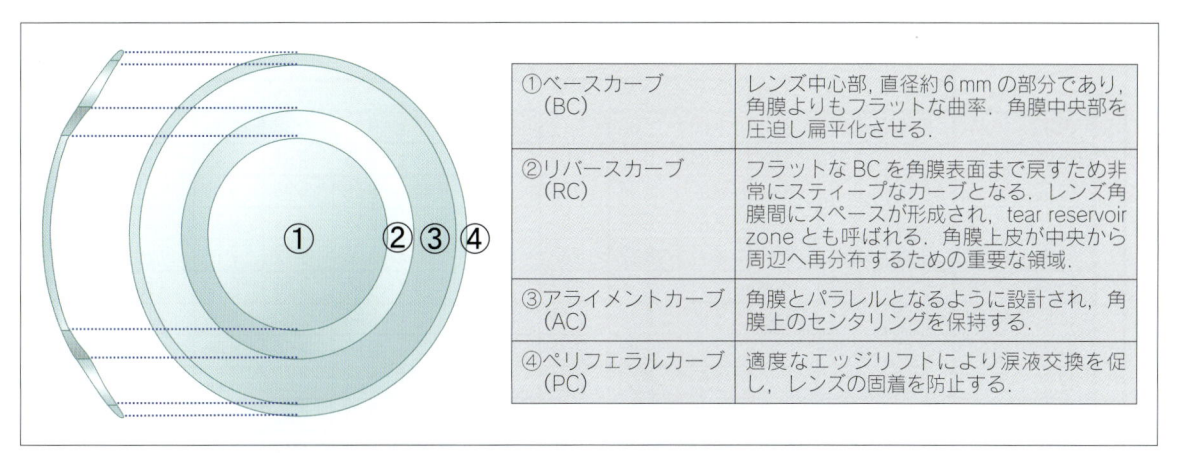

①ベースカーブ (BC)		レンズ中心部，直径約 6 mm の部分であり，角膜よりもフラットな曲率．角膜中央部を圧迫し扁平化させる．
②リバースカーブ (RC)		フラットな BC を角膜表面まで戻すため非常にスティープなカーブとなる．レンズ角膜間にスペースが形成され，tear reservoir zone とも呼ばれる．角膜上皮が中央から周辺へ再分布するための重要な領域．
③アライメントカーブ (AC)		角膜とパラレルとなるように設計され，角膜上のセンタリングを保持する．
④ペリフェラルカーブ (PC)		適度なエッジリフトにより涙液交換を促し，レンズの固着を防止する．

図 1．オルソケラトロジー用リバースジオメトリーレンズデザイン
レンズ平面および断面を示す．レンズは 4 つの異なるカーブから構成される．

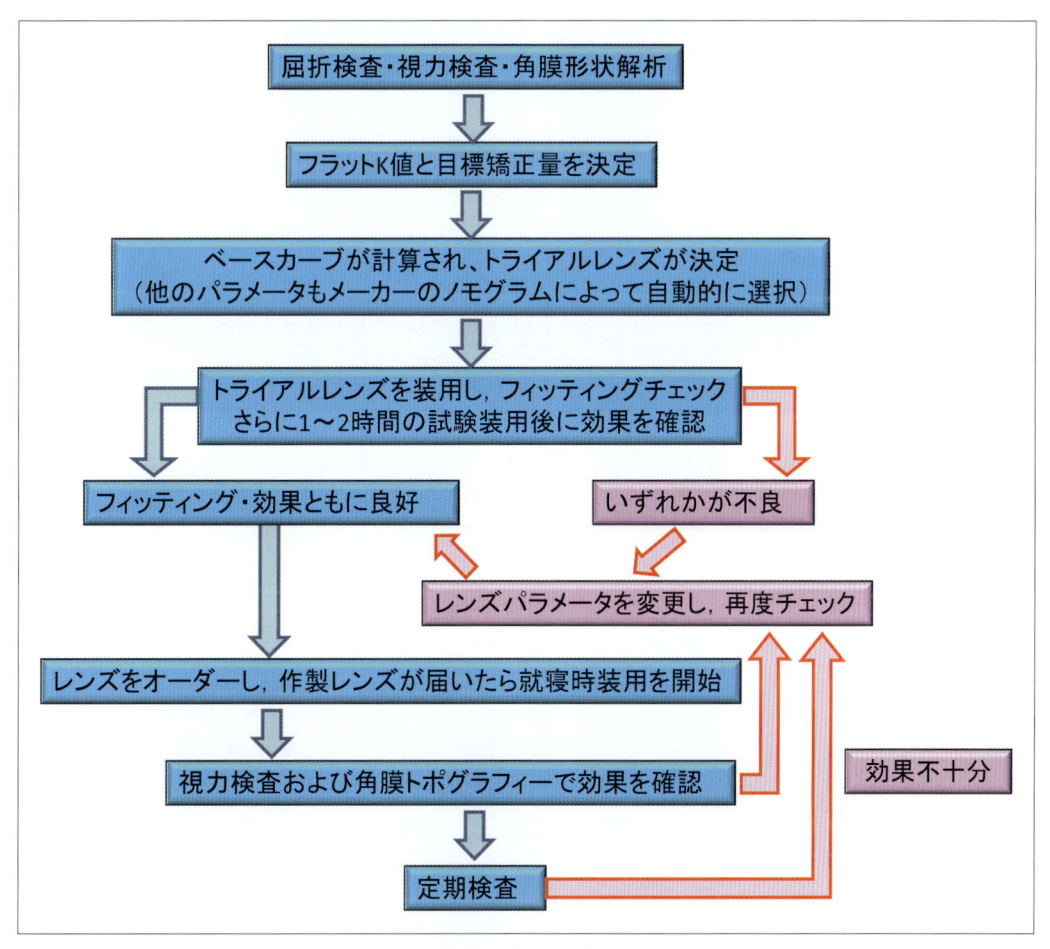

図 2．処方の流れ

1．ベースカーブ（base curve；BC）の決定

BC は角膜中央を扁平化させるために最も基本となる領域である．以下の計算式から曲率（パワー）を算出する．

≪BC≫＝（弱主経線値 flat K）＋（目標矯正度数 target power）－0.75 D

例えば，ケラトデータが（K1：7.85 mm　43.00 D　180°），（K2：7.76 mm　43.50 D　90°），自覚的屈折値が－1.75 D の患者に処方を行う場合，まず弱主経線の角膜屈折力（K1：43.00 D）を選択す

(D/mm) \ (D)	(D)	ターゲットパワー											
		-1.00	-1.25	-1.50	-1.75	-2.00	-2.25	-2.50	-2.75	-3.00	-3.25	-3.50	-3.75	-4.00
40.00	(8.44)	8.82	8.88	8.94	9.00	9.06	9.12	9.18	9.25	9.31	9.38	9.44	9.51	9.57
40.25	(8.39)	8.77	8.82	8.88	8.94	9.00	9.06	9.12	9.18	9.25	9.31	9.38	9.44	9.51
40.50	(8.33)	8.71	8.77	8.82	8.88	8.94	9.00	9.06	9.12	9.18	9.25	9.31	9.38	9.44
40.75	(8.28)	8.65	8.71	8.77	8.82	8.88	8.94	9.00	9.06	9.12	9.18	9.25	9.31	9.38
41.00	(8.23)	8.60	8.65	8.71	8.77	8.82	8.88	8.94	9.00	9.06	9.12	9.18	9.25	9.31
41.25	(8.18)	8.54	8.60	8.65	8.71	8.77	8.82	8.88	8.94	9.00	9.06	9.12	9.18	9.25
41.50	(8.13)	8.49	8.54	8.60	8.65	8.71	8.77	8.82	8.88	8.94	9.00	9.06	9.12	9.18
41.75	(8.08)	8.44	8.49	8.54	8.60	8.65	8.71	8.77	8.82	8.88	8.94	9.00	9.06	9.12
42.00	(8.04)	8.39	8.44	8.49	8.54	8.60	8.65	8.71	8.77	8.82	8.88	8.94	9.00	9.06
42.25	(7.99)	8.33	8.39	8.44	8.49	8.54	8.60	8.65	8.71	8.77	8.82	8.88	8.94	9.00
42.50	(7.94)	8.28	8.33	8.39	8.44	8.49	8.54	8.60	8.65	8.71	8.77	8.82	8.88	8.94
42.75	(7.89)	8.23	8.28	8.33	8.39	8.44	8.49	8.54	8.60	8.65	8.71	8.77	8.82	8.88
43.00	(7.85)	8.18	8.23	8.28	8.33	8.39	8.44	8.49	8.54	8.60	8.65	8.71	8.77	8.82
43.25	(7.80)	8.13	8.18	8.23	8.28	8.33	8.39	8.44	8.49	8.54	8.60	8.65	8.71	8.77
43.50	(7.76)	8.08	8.13	8.18	8.23	8.28	8.33	8.39	8.44	8.49	8.54	8.60	8.65	8.71
43.75	(7.71)	8.04	8.08	8.13	8.18	8.23	8.28	8.33	8.39	8.44	8.49	8.54	8.60	8.65
44.00	(7.67)	7.99	8.04	8.08	8.13	8.18	8.23	8.28	8.33	8.39	8.44	8.49	8.54	8.60
44.25	(7.63)	7.94	7.99	8.04	8.08	8.13	8.18	8.23	8.28	8.33	8.39	8.44	8.49	8.54
44.50	(7.58)	7.89	7.94	7.99	8.04	8.08	8.13	8.18	8.23	8.28	8.33	8.39	8.44	8.49
44.75	(7.54)	7.85	7.89	7.94	7.99	8.04	8.08	8.13	8.18	8.23	8.28	8.33	8.39	8.44
45.00	(7.50)	7.80	7.85	7.89	7.94	7.99	8.04	8.08	8.13	8.18	8.23	8.28	8.33	8.39
45.25	(7.46)	7.76	7.80	7.85	7.89	7.94	7.99	8.04	8.08	8.13	8.18	8.23	8.28	8.33
45.50	(7.42)	7.71	7.76	7.80	7.85	7.89	7.94	7.99	8.04	8.08	8.13	8.18	8.23	8.28
45.75	(7.38)	7.67	7.71	7.76	7.80	7.85	7.89	7.94	7.99	8.04	8.08	8.13	8.18	8.23
46.00	(7.34)	7.63	7.67	7.71	7.76	7.80	7.85	7.89	7.94	7.99	8.04	8.08	8.13	8.18
46.25	(7.30)	7.58	7.63	7.67	7.71	7.76	7.80	7.85	7.89	7.94	7.99	8.04	8.08	8.13

(縦軸：角膜弱主経線値)

図 3. 換算表によるベースカーブの選択

まず弱主経線の角膜屈折力(43.00 D)を選択する(縦軸)．次いで自覚屈折値から目標矯正度数の-1.75 D を選ぶ(横軸)と，縦軸と横軸の交点からトライアルレンズのベースカーブは 8.33 mm(＝40.50 D)となる．

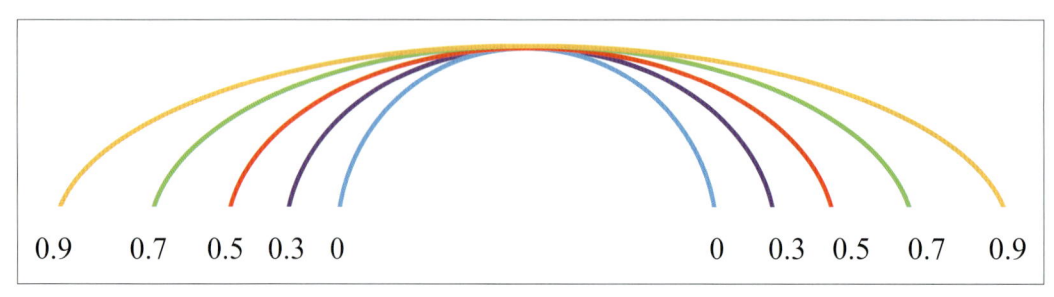

図 4. 角膜離心率(corneal eccentricity：e-value)

完全な球面では e-value＝0.0 で，非球面性が強くなる(周辺に行くほどフラットになる)と 1.0 に近づいていく．

る．目標矯正度数は自覚屈折値の-1.75 D をそのまま使用．さらに-0.75 D を加えるので，BC(D)＝43.00-1.75-0.75＝40.50(D)(＝8.33 mm)と計算される．要するに，この症例においては弱主経線の角膜屈折力の 43.00 D よりもさらに 2.50 D フラットなカーブである 40.50 D を BC として設定するということになる．ちなみに，この数値は手計算しなくても付属の換算表から簡単に得られる(図 3)．計算式の最後の-0.75 D って何？という疑問が生じると思うが，これは目標度数を

ジャストで矯正するよりも少し強めに矯正したほうが効果の安定化が得られることが経験的に分かっているので，一律 －0.75 D だけ追加矯正するという方法がとられている．この概念は圧迫因子 (compression factor) と呼ばれ，メーカーによって若干の度数の違いはあるものの一般的に用いられている．

2．リバースカーブ (reverse curve ; RC) の決定

非常にフラットな BC の両端は角膜から高く浮いた状態になっているので，これをいったん角膜表面まで下ろし，次の AC につなぐ役目を担っている．従って，個々の角膜の彎曲の程度によって適切な RC は異なるはずである．ここで角膜周辺部の扁平化を表す角膜離心率 (corneal eccentricity：e-value) が重要な指標となる (図4)．計算式の詳細は割愛するが，完全な球面では e-value＝0.0 で，非球面性が強くなる (周辺に行くほどフラットになる) と 1.0 に近づいていく．ちなみにこの値はトポグラフィで確認できる．標準的な角膜の場合 e-value は 0.3～0.7 の範囲にほとんどが分布し，その平均値は 0.5 程度である．従って，標準のトライアルレンズでは平均離心率 0.5 に基づいて RC が設定されている．要するに，RC は自動的に決定されているので我々が RC を決める必要は通常ない．ただし，トライアルレンズのフィッティングが不良の場合は微調整を加えることになる．

3．アライメントカーブ (alignment curve ; AC) の決定

AC はレンズの中心保持を安定させるために設けられており，角膜とパラレルフィッティングとなるように設定される．厳密に言えば，このカーブも周辺部の角膜曲率 (離心率) に影響されるが，通常は平均離心率 0.5 に基づいて作製された標準レンズでトライアルフィッティングを行う．フィッティングが不良の場合には，よりフラットなカーブやスティープなカーブへと変更する．

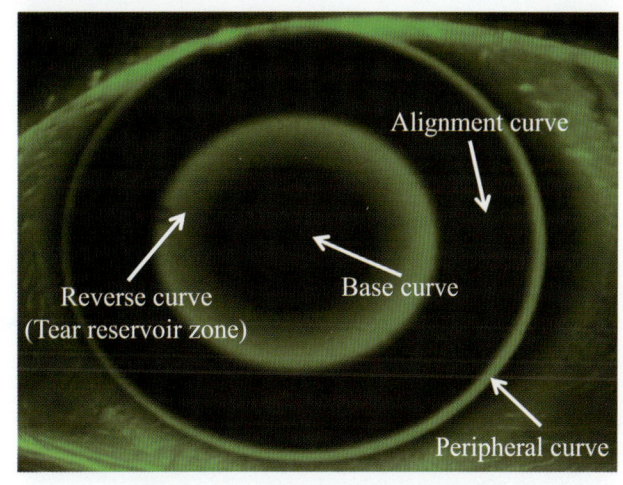

図 5．レンズ装着後のフルオ染色像
ブルズアイ (bull's eye) と呼ばれる理想的な染色像である．3～5 mm 径のセントラルタッチエリア，1～2 mm 幅のフルオレセインリング (涙液貯留部)，1～2 mm の幅広いアライメントカーブ，そしてエッジクリアランスを確認する．

4．ペリフェラルカーブ (peripheral curve ; PC) の決定

PC は，いわゆるエッジリフトであり，レンズが角膜に固着することを防ぐ役割を果たす．曲率は一定に固定されており，ここを変更することは通常ない．

以上の説明でお気づきだと思うが，基本的には弱主経線値と目標矯正量の 2 つのパラメータさえ決定すればトライアルレンズの選択が可能である．

フィッティングチェック

チェックポイントは位置と動きとフルオパターンである．上記の手順で選択されたトライアルレンズを装用させ，まずセンタリングが良好であることを確認する．動きに関しては，瞬目に応じて 0.5～1 mm 動けばよい．フルオレセイン染色では，ブルズアイ (bull's eye) と呼ばれる同心円状のフルオパターンを確認する．すなわち 3～5 mm 径のセントラルタッチエリア (暗い色調)，次いで 1～2 mm 幅のフルオレセインリング (tear reservoir zone)，さらに周辺のアライメントカーブ領域は暗い色調となり，最周辺はエッジクリアランスのため明るいフルオパターンとなる．簡単に言

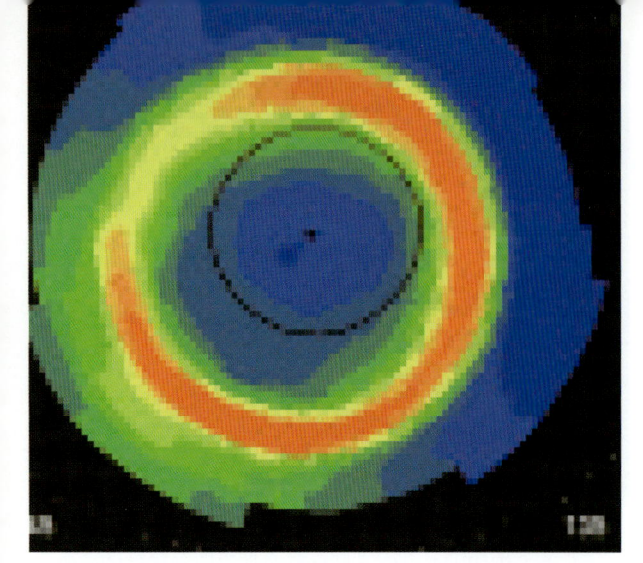

図 6. 良好な角膜トポグラフィ所見
角膜中央に扁平化した領域が確認される．いわゆるブルズアイパターンを呈している．

えば，中心から周辺に向かって，暗→明→暗→明となる4つの同心円状フルオパターンを確認する(図5)．

すべて適切であると判断されれば，レンズを装用したまま外来にて1～2時間の仮眠もしくは閉瞼状態で休んでもらい，直後に視力検査と角膜トポグラフィで効果を確認する．もちろんこの時点で十分な効果は得られないが，ある程度の裸眼視力の改善と角膜中央部での扁平化を確認できれば，本レンズをオーダーする(オーバーナイトトライアルを行ってからレンズをオーダーするシステムもある)．トポグラフィ上での扁平化領域が偏心している場合は要注意である．

効果の確認

フォローアップスケジュールは装用開始日の翌日，1週後，2週後，1か月後，3か月後，以降3か月ごとが基本となる．翌日は十分な裸眼視力が得られないことも多いが，1週間を過ぎると十分な裸眼視力が達成される症例が多い．矯正量が少ない症例ほど効果出現が早い．1週後に十分な裸眼視力が得られていなくても，トポグラフィ上でブルズアイパターンが確認され(図6)，角膜扁平化領域が偏心していなければそのまま様子をみてよい．

レンズデザインの変更

角膜扁平化領域が中央から偏心していたり，扁平化領域がはっきりせず不規則なパターンを示している場合はレンズの変更を試みる．どのカーブをどのように変更したらよいか？　慣れないうちは混乱してしまうが，レンズの付属マニュアルに詳細が記載されているので，それに従ってトラブルシューティングを行う．基本的な考え方としては，上方へのずれはルーズ過ぎ，下方へのずれはタイト過ぎると判断し，アライメントカーブを変更する．側方へのずれは直径を大きくすることで対処する．その他，レンズが固着，central island，角膜ステイニング，レンズ下の気泡など，いろいろな状況に対するトラブルシューティングが必要となる．

定期検査とレンズケア

本治療は積極的に角膜形状を変化させるため，通常のコンタクトレンズよりも厳格に定期検査を行う必要がある．効果の確認だけでなく後述する合併症に注意しながら慎重に診察する．

また受診ごとにレンズやケア方法を確認することも重要である．本レンズは複雑な内面デザインを有するため汚れが付着しやすい．特にRCは溝のように窪んでいるので細い綿棒などで汚れを擦り取るなど，特別の指導が必要となる．ときに驚くほど汚染されたレンズに遭遇することがある．定期検査の際には必ずレンズを持参してもらい，洗浄や取り扱いに関しても再確認する．

合併症

1．角膜上皮障害

治療後に中央角膜上皮は菲薄化する．涙液交換の減少や睡眠時の装用による低酸素状態も角膜の代謝を阻害する可能性がある．タイト過ぎるフィッティングや適応範囲を超える過度の矯正はさらに角膜上皮への負担を増す．しかし，適切な処方を行っていれば，その頻度は低く，びらんが

生じることも稀である．

2．細菌性角膜炎

就寝時装用するので，角膜感染症のリスクが増加することを常に念頭に置く必要がある．睡眠中の瞬目の消失や眼球運動の減少は病原体の除去機能を妨げ，角膜表面の涙液交換も減少するため抗菌作用も減弱する．これまでに散発的に100例以上の症例報告がなされてきたが，起因菌としては緑膿菌とアカントアメーバが圧倒的に多い[10]．リスクを低下させるポイントとしては，適応矯正度数の遵守，レンズケア法の再確認，定期検査を怠らないことが重要である．

3．角膜輪状鉄沈着

角膜中間周辺部に茶褐色でリング状（弧状）の色素沈着が認められ，corneal iron ringと呼ばれる．角膜上皮内に鉄分が沈着することにより生じるが，RC下には角膜との間にスペースが形成されるので，ここに滞留した涙液中の鉄分が沈着すると推察されている．しかし病的な変化ではなく視機能にも影響を及ぼさないため，この所見が出現しても治療を中止する必要はない．可逆的な変化であり治療をやめれば消失する．

4．Dimple veil

レンズ下に入り込むエアーバブルにより角膜表層に圧痕を生じることがある．これをdimple veilと言うが，圧痕を生じた部位の角膜は菲薄化するので，上皮障害の発生に注意する．また光学面が不正になるため，その程度に応じて視機能が悪化する．予防策として，レンズを装用する直前に装着液を内面に垂らすと気泡が入りにくくなる．フィッティング不良に伴う場合は処方交換する．

5．光学的質や視機能への影響

本治療は積極的に角膜形状を変化させるため，不正乱視や高次収差の問題は避けて通れない．レンズのセンタリングが良好でも球面収差の増加は避けられず，レンズが偏心すればコマ様収差の増加へとつながる．この結果，ハローやグレアなどの視機能変化を生じる可能性がある．これらの変化は近視矯正量に相関することが報告されており[11][12]，過度の矯正をしなければ不正乱視や高次収差の発生も許容できる範囲となることが多い．角膜トポグラフィや波面センサーで確認する．

6．アレルギー性結膜炎（結膜乳頭増殖）

複数のカーブからなる特殊なレンズ形状であるため，汚れが付着しやすいことは否めない．汚れが十分に除去できないまま使用し続けるとアレルギー性結膜炎を生じうる．ケア方法，特に洗浄法の指導は重要である．

まとめ

オルソケラトロジーの歴史は長く，その処方原理や効果発現のメカニズムはさまざまな理論に基づいている．これらを深く理解することは容易ではないが，複雑に考えなくても適応範囲を順守しマニュアルどおりにレンズを選択すれば7～8割は成功する．ただし，いくら処方変更を繰り返しても十分な効果が得られない症例も一定の割合で存在する．これは本治療法が単純に近視度数や角膜形状だけでなく，角膜の剛性や眼瞼圧，瞼裂の大きさ，涙液の安定性などさまざまな要因に影響を受けることに起因すると考えられる．合併症としては感染性角膜潰瘍の発生に最も注意すべきである．これを未然に防ぐために，適応を守り過度な矯正を避けること，そして定期検査やレンズケア指導を十分に行うことが重要である．概して，矯正量が少ない症例（つまり近視が軽度である症例）のほうが成功率や患者満足度も高い．

文　献

1) Jessen G：Orthofocus techniques. Contacto, **6**：200-204, 1962.
2) Cho P, Cheung SW, Edwards M：The longitudinal orthokeratology research in children (LORIC) in Hong Kong：a pilot study on refractive changes and myopic control. Curr Eye Res, **30**：71-80, 2005.
3) Walline JJ, Jones LA, Sinnott LT：Corneal reshaping and myopia progression. Br J Ophthalmol, **93**：1181-1185, 2009.

4) Kakita T, Hiraoka T, Oshika T : Influence of overnight orthokeratology on axial elongation in childhood myopia. Invest Ophthalmol Vis Sci, **52** : 2170-2174, 2011.
5) Cho P, Cheung SW : Retardation of myopia in Orthokeratology (ROMIO) study : a 2-year randomized clinical trial. Invest Ophthalmol Vis Sci, **53**(11) : 7077-7085, 2012.
6) Santodomingo-Rubido J, Villa-Collar C, Gilmartin B, et al : Myopia control with orthokeratology contact lenses in Spain : refractive and biometric changes. Invest Ophthalmol Vis Sci, **53**(8) : 5060-5065, 2012.
7) Hiraoka T, Kakita T, Okamoto F, et al : Long-term effect of overnight orthokeratology on axial length elongation in childhood myopia : a 5-year follow-up study. Invest Ophthalmol Vis Sci, **53**(7) : 3913-3919, 2012.
8) Chen Z, Niu L, Xue F, et al : Impact of pupil diameter on axial growth in orthokeratology. Optom Vis Sci, **89**(11) : 1636-1640, 2012.
9) Mountford J : Design variables and fitting philosophies of reverse geometry lenses. Orthokeratology : principles and practice (Mountford J, Ruston D, Dave T, eds), Butterworth Heinemann, Oxford, pp. 69-107, 2004.
10) Watt KG, Swarbrick HA : Trends in microbial keratitis associated with orthokeratology. Eye Contact Lens, **33**(6 Pt 2) : 373-377, 2007.
11) Hiraoka T, Furuya A, Matsumoto Y, et al : Quantitative evaluation of regular and irregular corneal astigmatism in patients having overnight orthokeratology. J Cataract Refract Surg, **30**(7) : 1425-1429, 2004.
12) Hiraoka T, Okamoto C, Ishii Y, et al : Contrast sensitivity function and ocular higher-order aberrations following overnight orthokeratology. Invest Ophthalmol Vis Sci, **48** : 550-556, 2007.

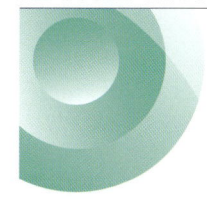

◎特集／最新 コンタクトレンズ処方の実際と注意点

中学生・高校生に対する コンタクトレンズ処方

宇津見義一*

Key Words : CL 眼障害(ocular injury of contact lens)，オルソケラトロジー(orthokeratology)，カラー CL(color contact lens)，健康教育(health education in school)，啓発活動(enlightening activities)

Abstract : 中学生・高校生に対するコンタクトレンズ(CL)処方につき，平成 21 年度の全国での学校現場での CL の使用状況について，使用割合，CL 種類別装用状況，装用時間，使用理由，購入場所，ケア状況，合併症につき述べた．中高生ともに最も使用率が多いのは 2 週間頻回交換ソフトコンタクトレンズ(SCL)であり，1 日使い捨て SCL がそれに続くが，1 日使い捨て SCL の使用率は有意に増加している．合併症では角膜のキズは中学生が 40.1％，高校生は 43.8％と非常に多く，角膜炎，角膜潰瘍では中学生が 10.9％，高校生が 18.3％であった．角膜のキズ，角膜炎，角膜潰瘍が一般の CL 合併症より多く危惧される．

CL 処方の使用時期，適応，選択，装用指導，そして CL 眼障害，オルソケラトロジー，カラー CL につき解説した．

中高生が CL を安全に使用するには，子どもたち，保護者，学校関係者に対して積極的な健康教育，啓発活動が重要である．

はじめに

日本眼科医会(以下，日眼医)の調査では小学生のコンタクトレンズ(以下，CL)使用は少ないが，中学生・高校生(以下，中高生)になると CL の使用が増加する．CL は不同視，高度近視，高度遠視など医学的使用は必要であるが，中高生の使用目的のほとんどは，美容，スポーツによいという理由が多い．ご承知のように CL の使用は便利ではあるが，デメリットとして角結膜障害を生じるために注意が必要である．初めて CL を使用するときには眼科専門医による処方と適切な装用指導が必要であり，眼科医は使用者に対して十分なインフォームド・コンセントをすべきである．初めて CL を使用するときに，前述のように正しく指導されていないで，数年以上 CL を使用した人に正しい使用法を説明しても，「今まで問題がなかった」「CL は怖くない」などと理解してくれない場合が多く，医師側がそれを周知しようとしても理解しようとしない方は少なくない．

今回，中高生に対する CL 処方について述べる．

平成 21 年度の学校現場での コンタクトレンズの使用状況

1．調査対象者とその割合，男女比，使用開始時期

日眼医は全国 47 都道府県の学校での CL 使用状況調査を平成 12 年度(2000 年)から 3 年ごとに実施している[1)2)]．平成 21 年度(2009 年)の調査は，全国の小学校 55 校 30683 名，中学校は 54 校 26296 名，高等学校 53 校 42772 名，合計 162 校 99751 名に実施した．CL 使用者は小学生が 0.2％，中学生が 6.4％，高校生が 26.6％であった．その年度別使用者割合は図 1 のごとく，中高生は調査年度ごとに増加している(表 1)．学年別使用割合では中高生は学年ごとに増加している

---

* Yoshikazu UTSUMI, 〒231-0066 横浜市中区日ノ出町 2-112 宇津見眼科医院，院長

	2000年調査人数 102924名	2003年調査人数 92797名	2006年調査人数 101571名	2009年調査人数 99751名
小学生	44校 19235名中 CL使用者31名 (0.2%)	30校 12714名中 CL使用者12名 (0.1%)	54校 29792名中 CL使用者36名 (0.1%)	55校 30683名中 CL使用者53名 (0.2%)
中学生	61校 33265名中 CL使用者1544名 (4.6%)	63校 30627名中 CL使用者1727名 (5.6%)	53校 25598名中 CL使用者1511名 (5.9%)	54校 26296名中 CL使用者1687名 (6.4%)
高校生	56校 50424名中 CL使用者11027名 (21.9%)	60校 49456名中 CL使用者11492名 (23.2%)	55校 46181名中 CL使用者11640名 (25.2%)	53校 42772名中 CL使用者11366名 (26.6%)

表1. 各調査年度別の小学生,中学生,高校生の調査対象者とその割合

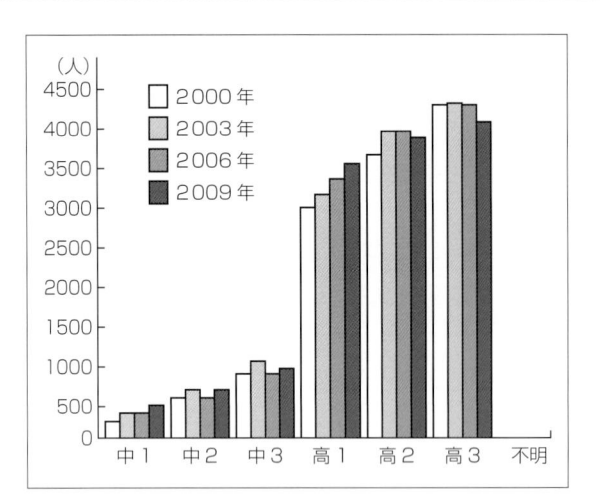

図1. 中高生の学年別CL使用割合と年度別比較

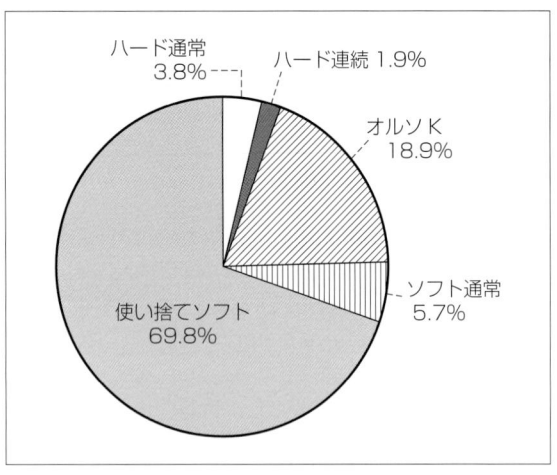

図2. CLの種類(小学校)
1日・1週間使い捨て,2週間頻回交換,1〜6か月定期交換SCLを一括して使い捨てソフトと記す.以下の表記も同様である.

(図1).

男女比では小学生は男子が37.7%,女子が62.3%,中学生は男子が36.5%,女子が63.5%,高校生は男子が36.2%,女子が63.8%であり,中高生では増減はあるものの大きな変化はなかった.

使用開始時期は,中学1年が46.9%,中学2年が24.5%,中学3年が9.2%,高校1年が33.7%,高校2年が6.5%,高校3年が1.7%であり,中学1年と高校1年に多い.

2. 種類別装用状況

平成21年度のCLの種類別では,図2〜10のようにソフトコンタクトレンズ(SCL)は小学生が75.5%,中学生が94.9%,高校生が93.8%,ハードコンタクトレンズ(HCL)は小学生が24.6%,中学生が5.1%,高校生が6.2%であった.この調査では1日・1週間使い捨て,2週間頻回交換SCL(FRSCL),1〜6か月定期交換SCLを一括し

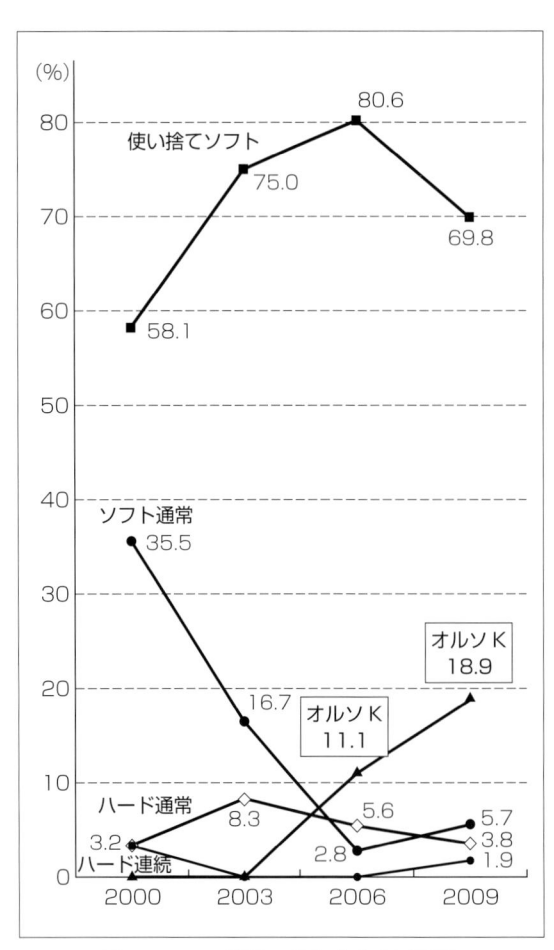

図3. CLの種類の経年変化(小学校)

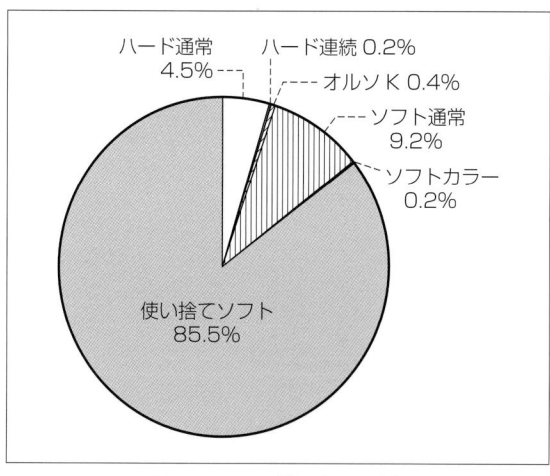

図 4. CL の種類(中学生)

図 5. CL の種類の経年変化(中学生)

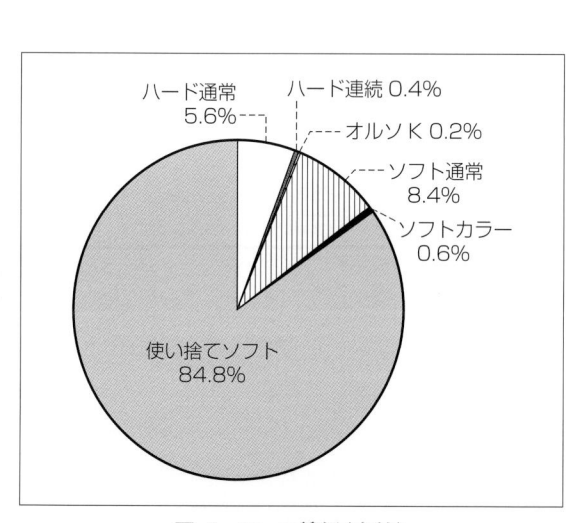

図 6. CL の種類(高校)

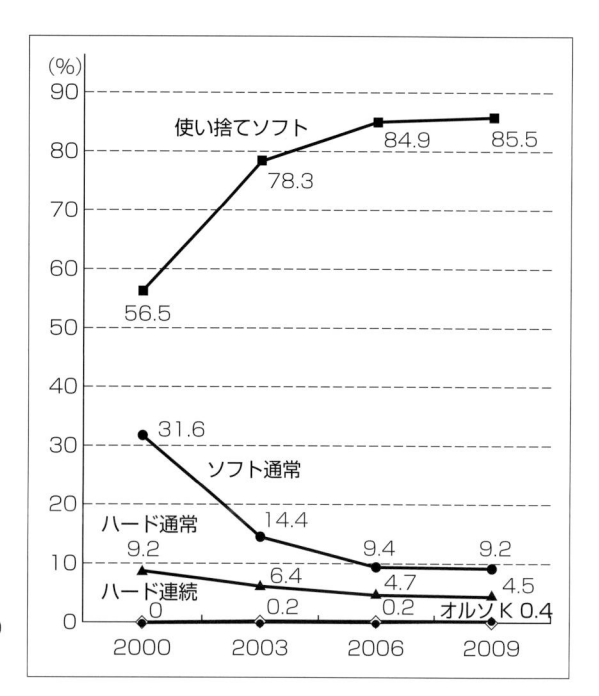

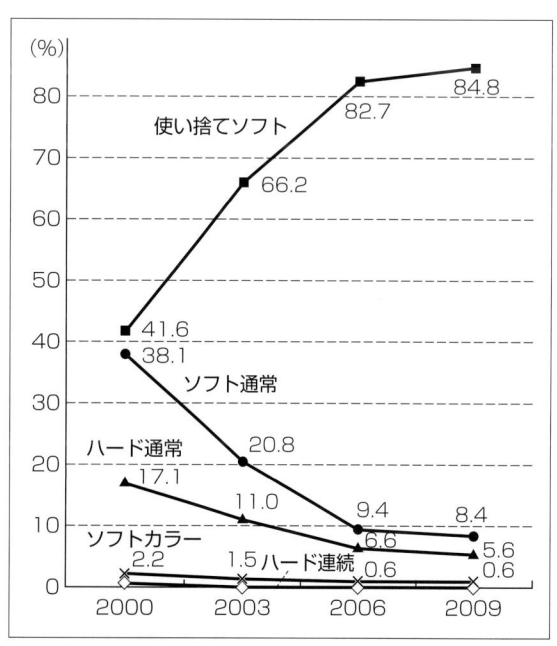

図 7. CL の種類の経年変化(高校)

て使い捨てソフトと記している．使い捨てソフトは小学生が 69.8%，中学生が 85.5%，高校生が 84.8%，SCL 通常は小学生が 5.7%，中学生が 9.2%，高校生が 8.4%，カラー SCL は小学生が 0%，中学生が 0.2%，高校生が 0.6%であった．ただし，「過去に使用したことがある」は，中学生が 2.2%，高校生が 3.3%であった．HCL では HCL 通常は小学生が 3.8%，中学生が 4.5%，高校生が 5.6%，HCL 連続装用は小学生が 1.9%，中学生が 0.2%，高校生が 0.4%，オルソケラトロジー(オルソ K)は小学生が 18.9%，中学生が 0.4%，高校生が 0.2%であった．小学生では平成 18(2006)年が 11.1%であり，増加していることは大きな問題である．

使い捨てソフトにおける 1 日使い捨ては小学生が 59.5%，中学生が 28.6%，高校生が 21.8%，1

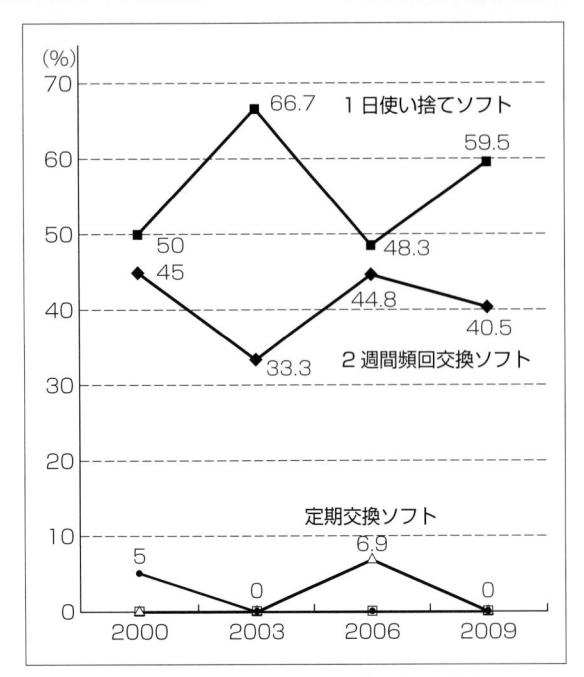

図 8. 使い捨てソフトの種類(小学生)

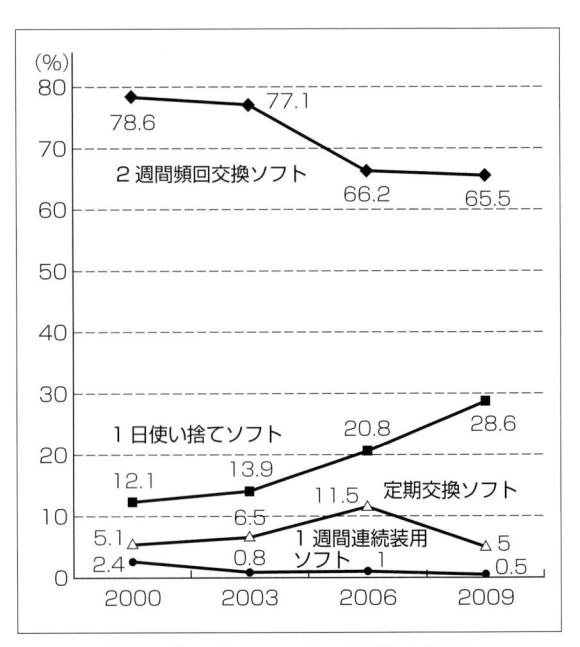

図 9. 使い捨てソフトの種類(中学生)

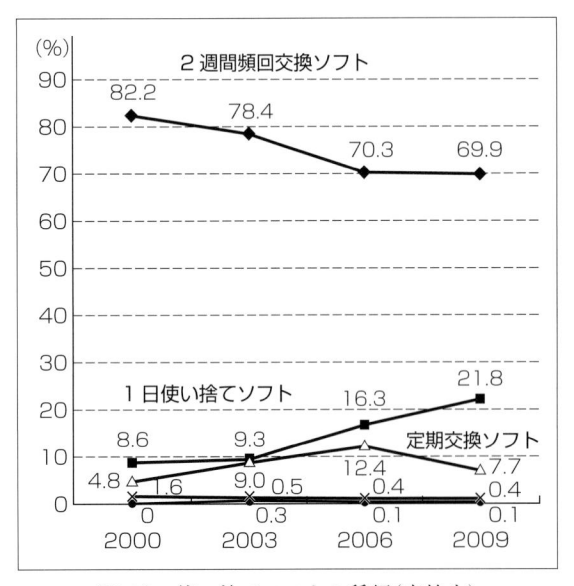

図 10. 使い捨てソフトの種類(高校生)

週間使い捨ては小学生が0.0%,中学生が0.5%,高校生が0.4%,2週間FRSCLは小学生が40.5%,中学生が65.5%,高校生が69.9%,1〜6か月定期交換は小学生が0.0%,中学生が5.0%,高校生が7.7%であった.

3．装用時間

装用時間では中学生は6〜12時間以内が29.1%(平成18年度28%,以下同様),12〜15時間以内が39.5%(40.7%),15時間以上が26.3%(24.8%).高校生は6〜12時間以内が25.4%(25.9%),12〜15時間以内が43.9%(41.6%),15時間以上が27.5%(28.5%)であり,中高生ともに15時間以上の長時間装用が減っている.

4．使用理由

CLの使用理由では,「スポーツをするから」は中学生が76.5%(74.9%),高校生が60.3%(56.6%),「メガネが嫌だから」は中学生が45%(47%),高校生が50.2%(54%),「簡単だから」は中学生が14.9%(10.1%),高校生が20.3%(17.8%),「親や友人に勧められたから」は中学生が11.4%(11.1%),高校生が8.7%(8.2%),「医学的に医師に勧められて」は中学生が1.8%(3.2%),高校生が1.3%(2.1%)であった.

5．購入場所

CL購入場所では中学生は眼科隣接販売店が72.5%(69.6%),CL販売店が15.9%(19.5%),眼鏡店が9.0%(9.4%),インターネット・通信販売店が2.0%(0.7%)であり,高校生は眼科隣接販売店が73.3%(71.6%),CL販売店が15.5%(18.1%),眼鏡店が8.3%(8.1%),インターネット・通信販売店が2.3%(1.4%)であった(表2).

眼科隣接販売店は中高生ともに平成18(2006)年より有意に増加していた.CL販売店は中高生

表 2. CL の入手方法・場所
()内は 2006 年(平成 18 年)

	小学生	中学生	高校生
病院・眼科診療所隣接販売店	92.4% (75.0%)	72.5% (69.6%)	73.3% (71.6%)
CL 販売店	7.5% (19.4%)	15.9% (19.5%)	15.5% (18.1%)
眼鏡店	0.0% (0.0%)	9.0% (9.4%)	8.3% (8.1%)
薬局	0.0% (0.0%)	0.3% (0.7%)	0.5% (0.6%)
インターネット・通信販売	0.0% (0.0%)	2.0% (0.7%)	2.3% (1.4%)
その他	0.0% (0.0%)	0.3% (2.1%)	0.2% (0.6%)

表 3. 治療を受けて治った病名(複数回答可)

	中学生	高校生
角膜のキズ	40.1%	43.8%
アレルギー性結膜炎	38.7%	37.7%
角膜炎・角膜潰瘍	10.9%	18.3%
病名不明	8.8%	7.4%
角膜に血管が入っている	0.7%	1.4%
角膜むくみ	0.7%	1.0%
その他	10.2%	9.4%

で有意に減少した．平成 18 年度診療報酬改定でCL 検査料が導入されて，施設基準が設けられてCL 患者の割合が 70% を超える医療施設ではCL 検査料の差別化が図られた．しかし，CL 診療を営利目的とする一部の医療施設では不正請求が相次ぎ，テレビやマスコミなどで報道された．その後，平成 20 年度にはさらなる差別化が図られたことなどにより，一般眼科診療所・病院が増加し，CL 販売店が減少したことと考えられた．

インターネット・通信販売店では中高生ともに有意に増加した．CL 販売店，インターネット・通信販売店での CL 購入は実際にそのネット販売業者のサイトの購入システムでは医師の CL 処方せんを求めていない場合が極めて多い．一般に眼科隣接の CL 販売店での購入は，医師の処方に基づく販売がほとんどであるが，インターネット・通信販売では医師の処方に基づかないで安易に CL が購入できる現在の日本の CL 販売システムを改定するべきである．

6．ケア状況

ケアが必要なレンズで，「指示通りケアをしている」は，中学生が 93.3%，高校生が 93.1% であり，「指示通りケアをしている」は中高生ともに有意差はないが増加している．「こすり洗いをしている」は中学生が 78.9%，高校生が 77.5% であり，指示どおりケアをしているにもかかわらず，こすり洗いをしている中高生が少ない．

7．合併症

合併症では角膜のキズは中学生が 40.1%，高校生は 43.8% と非常に多く，角膜炎，角膜潰瘍では中学生が 10.9%，高校生が 18.3% であった．角膜のキズ，角膜炎，角膜潰瘍が一般の CL 合併症より多く危惧される(表 3)．今後，CL 眼障害を防ぐためにさらなる，学校での啓発活動が必要である．

中学生・高校生に対する CL の処方

1．使用開始時期

前述の報告のように，中高生になると急激にCL 使用者が増加する．また，使用開始年齢は中学 1 年生と高校 1 年生が特に多い．筆者は不同視など医学的使用以外での中学生の CL 使用はやや早いのではないかと思う．高校生への処方は大人に準ずる．

2．CL の適応

筆者の診療所では大人を含めてすべての CL 使用希望者と保護者(未成年の場合)に対して十分な口頭での説明後に，CL 啓発ビデオ(眼障害を含む)を観ていただく．初診時に CL 使用を希望していた中学生のなかには CL の実態を知り，使用開始を延ばす場合が少なくない．しかし，数か月から数年すると CL 処方を希望して再診する場合は多い．中高生ともに保護者を含めて十分な説明，装用指導を行い，十分に納得させてから CL を処方している．当然，医師の裁量で医師の指示に従わないなど，CL 使用が不適切であると思われる方には処方していない．

3．CL の選択

初診時に処方する CL は 1 日使い捨て SCL が

最も多く，2週間 FRSCL は少ない．2週間 FRSCL ではレンズの装脱に慣れてきたころに，金銭的な理由で2週間 FRSCL を希望する場合は処方する．HCL は，最も安全であるが，外れやすいことと思春期など眼軸が伸びる中学生などでは，レンズ度数の変化が頻回なために，初診時には医学的な理由以外での HCL の処方は少ない．しかし，SCL に慣れてきた場合には HCL を処方する場合が少なくない．筆者は高校生への HCL 処方は最も安全であると説明して積極的に処方している．当然，中高生の円錐角膜などの不正乱視には HCL，円錐角膜用の特殊 HCL を処方している．オルソ K レンズは日本コンタクトレンズ学会のガイドラインと同様に 20 歳未満には処方していない．

4．装用指導

CL 使用に際して筆者は以下のように細かく装用指導をしているので，参考としていただきたい．

1）中高生には，医学的適応以外は必ずメガネとの併用を指導している．CL 使用は最小限の時間で使用する．スポーツなどでの使用は，スポーツをしない日にはメガネを使用させる．

2）CL は眼にとっては異物であり，どんなに適切に正しく使用，レンズケアをしていても，眼には負担がかかること．

3）CL は，使用時間が長いほどトラブルが生じやすくなる．安全な使用時間は「12 時間以内」とする．

4）CL が必要なとき以外は，メガネをかける．

5）異常を感じたときは，すぐに外しメガネに換える．症状が続くときは，必ず眼科を受診する．

6）使い捨てタイプのレンズは使用期限を必ず守る．

7）ケア用品は SCL では多目的用剤（MPS）は避けて，消毒効果のよい過酸化水素，ヨード剤を使用する．

8）HCL も消毒が必要であり，ヨード剤を用いて消毒する．

9）CL のこすり洗いは，両面ともに HCL では約 30 回，SCL では約 20 回を指導する．

10）レンズは早めに交換し，ケアが必要な CL では洗浄，消毒を十分に行い，レンズケースは毎日洗浄して乾燥させる．ケースは定期的に交換すること．

11）異常がなくても眼や CL にトラブルが生じている場合があるので，定期検査を忘れずに受ける．

12）異常があればすぐに CL を外して眼科を受診すること．

コンタクトレンズ眼障害，オルソケラトロジー，カラーコンタクトレンズ

1．コンタクトレンズ眼障害

CL は美容，スポーツなどの利点があるが，欠点としては CL による眼障害が生じる．重篤な眼障害では失明に至ることもあるために十分な注意が必要である．特に学校現場では初めて CL を開始するものが多いために，眼科学校医や養護教諭などによる健康教育などの啓発活動が必要である．

平成 15 年度に日本眼感染症学会が実施した感染性角膜炎全国サーベイランスでは，感染性角膜炎症例の CL 装用者は 41.8％ を占め，CL 装用が最も高い危険因子であり，原因が CL である割合は，10 歳代が 96.3％，20 歳代が 89.8％ である[3]．中高生には CL 装用が重篤な角膜感染症の原因であることを認識させる必要がある．角膜炎，角膜潰瘍は永久的な視力障害を生じることがあり，CL の使用には十分な注意が必要であることを眼科学校医は子どもたちに啓発するべきである．

平成 19(2009)年から 2 年間に日本コンタクトレンズ学会と日本眼感染症学会は共同で入院を必要とする重症 CL 関連角膜感染症の全国調査を実施し，350 例の重症角膜感染症が報告された[4]．重症の感染症の起炎菌は，アカントアメーバが 85 例，緑膿菌が 70 例であった．2 週間 FRSCL が 196 例（56.0％），終日装用 CL を連続装用していたものが 77 例（22.0％），カラー SCL が 17 例

(4.9%)であり，CLのこすり洗いを毎日実施していたものは67例にとどまり，CL装用とそのケアについてずさんな実態が浮き彫りとなった．CLの正しい使用法の啓発と社会的管理体制の構築が望まれる．

2．オルソケラトロジー

前述の報告では[1)2)]小学生全体のCL使用率は0.1～0.2%と低いのにもかかわらず，オルソK使用者は多い．平成21年度の調査では，CL使用者のオルソK使用者は小学生が18.9%，中学生が0.4%，高校生が0.2%であった．平成18年度が11.1%であり小学生のオルソK使用者は増加しており，中高生はまだ少ないが，今後その使用率の増加は中高生に及ぶと推測でき危惧される．

就寝時にハードCLを使用して近視を矯正するオルソKの小学生の使用率は，平成18年度が11.1%，平成21年度が18.9%と増加している．オルソKは小児の重篤な角膜感染症の報告がある[5)~7)]．平成21年4月に日本CL学会ガイドラインでは適応を20歳以上としている[8)]．

医師の裁量で20歳未満にオルソKの処方は可能である．しかし，ガイドラインを遵守せずに20歳未満にオルソKを処方して眼障害が生じ，訴訟された場合には医師は非常に不利になる可能性がある．子どもは眼球が大きくなる成長過程であり，角膜も柔軟性があり変形しやすいために治療は効果的である．オルソKにより就寝時の酸素不足，高い酸素透過性による汚れやすいレンズ素材，レンズ内面が複雑で汚れが付きやすく，角膜感染症を生じやすい．夜間視力の低下，高次収差の増加，レンズ中止後元の角膜に戻らないなどさまざまなデメリットがある．にもかかわらず近年，さらにオルソKによる近視進行抑制の概念が提唱されているが，長期的な安全性の確認が必要とされる．視機能未成熟で，自己責任のとれない子どもへの使用は避けるべきである．

3．カラーコンタクトレンズ

カラーSCLは酸素透過性の低下，色素の漏出，低品質，使用者のコンプライアンスの低さが指摘されており，その使用者の眼障害が問題となっている．さらに，度なしのカラーSCLは医師の処方が不要である雑貨扱いであったために，ネットなどにて営利目的の販売がされることなどにより眼障害が急増した．

平成17～20年の日眼医調査にて全国でカラーSCLによる眼障害が167例報告され，そのうちの21名が失明のおそれがある重症例であった．それに伴い，それまで雑貨扱いであった度なしのカラーSCLが平成21年11月4日以降は通常のCLと同様に医師の処方が必要な高度管理医療機器となり，平成23年2月4日以降は薬事法にて認可されたものでないと販売できないようになった．

平成21年日眼医のインターネット・通信販売による購入者のCL眼障害調査の種類別では，カラーSCLが全体の45.9%と最も高率であった[9)]．種類も視力補正・非視力補正（度なしおしゃれ）用が混在しており，素材と使用者の低いコンプライアンスが問題となっている．カラーSCLはコンプライアンスの低い方への処方は控えたい．どうしても処方するのであれば，薬事法にて認可された酸素透過性の高い素材の1日使い捨てカラーSCLの短時間装用での処方を勧める．

平成21年全国学校でのCL調査では中学生の0.2%，高校生の0.6%がカラーSCLを使用しており眼障害が危惧される．

CLのインターネット販売や通信販売などは医師による診療を介さないでCLを販売していることが多く，適切な指導がなされないなどの問題がある．カラーSCLは薬事法で認可されたものであっても，酸素透過性の低下，色素による問題，不適切な使用などでトラブルが非常に多く注意が必要である．学校現場でも使用者が増加して問題となっており，その使用に警鐘を鳴らしている．

カラーSCL使用者の多くは大人でもCLの正しい装用方法を遵守していない．それゆえ，自己管理の不十分な子どもたちへのカラーSCL装用は勧められないとともに，学校現場には美容目的であるカラーSCLは不要である[10)]．

学校でのコンタクトレンズの健康教育,啓発活動

今までも学校現場でも眼科学校医が子どもたち,保護者,学校関係者に対してCLの健康教育,啓発活動を実施してきた.その結果,少しずつではあるが子どもたちはCLのメリット,デメリットを理解してきている.しかし,今後もさらなる啓発活動は継続的に行わなければならない.

筆者は23年前から小中高等学校の眼科学校医として,健康診断では,CL使用者に対して個別にCLの使用法などの説明をしており,健康教育として学校保健委員会などでCLの啓発活動をしている.内容は子どもたちと保護者に対してCLの利点,欠点,屈折異常などである.講演後,CL使用を希望する子どもたち,保護者の数は減少する.臨床の場面でも当然であるが,CLの基本的なことを丁寧に説明することで,子どもたち,保護者らは早期のCL使用を希望しなくなる.また,CLを使用するにあたっても処方する医師の指示に従いやすくなり,使用法,レンズケアなど遵守しやすくなる.

学校医として学校での健康教育などの啓発活動の資料としては,「学校生活とコンタクトレンズ(改訂版)」が日本学校保健会ホームページの学校保健ポータルサイト,テーマ別注目記事,眼の健康に記載されているので,ダウンロードしてご利用いただきたい.また,「中学生・高校生のためのコンタクトレンズガイド」のパンフレットの無料提供も行っている.同ポータルサイトに資料の申し込みが記載されているので,啓発にご利用いただきたい.

さいごに

CLを安全に使用するためには,眼科専門医による処方と適切な装用指導が必要であり,CL装用者は定期検査の遵守,適正な装用時間,レンズケアの遵守,眼鏡との併用,異常時のCL装用中止,眼科専門医の受診が求められる.学校関係者は保健指導ならびに健康教育を積極的に行ってほしい.

文 献

1) 宮浦 徹,植田喜一,宇津見義一ほか:平成18年度学校現場でのコンタクトレンズ使用状況調査.日本の眼科,78:1187-1200,2007.
2) 宇津見義一,宮浦 徹,柏井真理子ほか:平成21年度学校現場でのコンタクトレンズ使用状況調査.日本の眼科,83:1097-1114,2012.
3) 感染性角膜炎全国サーベイランス・スタディグループ:感染性角膜炎全国サーベイランス—分離菌・患者背景・治療の現況.日眼会誌,110:961-972,2007.
4) 宇野敏彦,福田昌彦,大橋裕一ほか:重症コンタクトレンズ関連角膜感染症全国調査.日眼会誌,115:107-115,2011.
5) 福地祐子,前田直之,相馬剛至ほか:オルソケラトロジーレンズ装用者に認められたアカントアメーバ角膜炎の1例.日本眼科紀要,58:503-506,2007.
6) 加藤陽子,中川 尚,秦野 寛ほか:学童におけるオルソケラトロジー経過中に発症したアカントアメーバ角膜炎の1例.あたらしい眼科,25:1709-1711,2008.
7) 池田哲也,宇津見義一,熊埜御堂隆ほか:オルソケラトロジーによる角膜潰瘍の2症例.日本コンタクトレンズ学会誌,52(1):21-24,2010.
8) 金井 淳,糸井素純,大橋裕一ほか:オルソケラトロジー・ガイドライン.日眼会誌,113:676-679,2009.
9) 植田喜一,宇津見義一,佐野研二ほか:インターネット・通信販売による購入者のコンタクトレンズ眼障害の集計結果報告(平成21年度).日本の眼科,81:75-84,2010.
10) 宇津見義一:カラーCLについて.学校保健,日本学校保健会,302,6,平成25年9月発行.

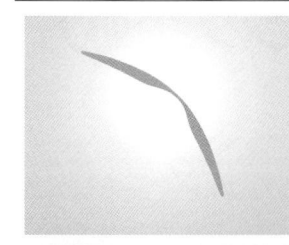

円錐角膜などの不正乱視用 酸素透過性ハードコンタクトレンズ

Dear my vision ニチコン

ROSE K2™
ROSE K2 NC™
ROSE K2 IC™ IRREGULAR CORNEA
ROSE K2 PG

円錐角膜をはじめとする軽度から重度の幅広い不正乱視眼に適応する4つのレンズデザイン。Dk値100×10⁻¹¹の余裕の酸素透過性。紫外線カット。

良好な視力と装用感を実現する4つのレンズデザイン

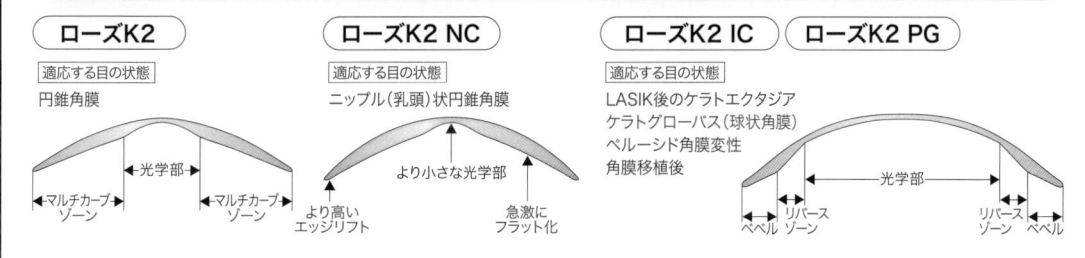

ローズK2
適応する目の状態
円錐角膜
- マルチカーブゾーン
- 光学部
- マルチカーブゾーン

ローズK2 NC
適応する目の状態
ニップル(乳頭)状円錐角膜
- より高いエッジリフト
- より小さな光学部
- 急激にフラット化

ローズK2 IC
適応する目の状態
LASIK後のケラトエクタジア
ケラトグローバス(球状角膜)
ペルーシド角膜変性
角膜移植後

ローズK2 PG
- ベベル
- リバースゾーン
- 光学部
- リバースゾーン
- ベベル

Nichicon **日本コンタクトレンズ**
http://www.nipponcl.co.jp

※コンタクトレンズは高度管理医療機器です。必ず眼科医の検査・処方を受けてお求めください。

ローズK 承認番号22100BZX00522000

Monthly Book OCULISTA (オクリスタ)

編集主幹／村上 晶(順天堂大学教授)　高橋 浩(日本医科大学教授)

―眼科臨床医のための実践月刊誌―

年間12号：通常号3,240円(税込)×12冊(2013年については計9冊(4月〜12月号))

❋❋2014年年間購読 受け付け中❋❋
❋2014年年間購読料　38,880円(税込み)❋

▷毎月，お手元にいち早くお届けします。
▷送料サービスいたします。

さっと開いてすぐに役立つ！
みなさまの「知りたい」がここに！！

(株)全日本病院出版会

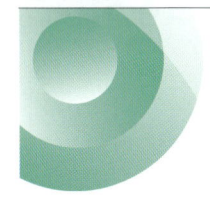

◎特集/最新 コンタクトレンズ処方の実際と注意点

遠近両用コンタクトレンズの処方

松久充子*

Key Words : コンタクトレンズ(contact lens), 老視(presbyopia), 老視矯正用コンタクトレンズ(correcting contact lens for presbyopia), 遠近両用コンタクトレンズ(multifocal contact lens), 二重焦点コンタクトレンズ(bifocal contact lens)

Abstract : 近年,優れたデザインおよび素材の遠近両用コンタクトレンズ(CL)が多数発売されている.さまざまな遠近両用 CL の特徴を十分理解したうえで,各々の老視世代の CL 装用者が必要とする遠用近用視力を具体的に把握して,CL を選択すれば遠近両用 CL の処方は必ず成功する.そのコツは正しい屈折検査をすること(過矯正は失敗する),CL 装用での視力検査は両眼視で測定すること,処方前に慣れが必要であることと遠近両用 CL の見え方の原理を分かりやすく説明しておくことである.また,トライアルレンズは複数のタイプを用意しておき,フィッティングの良好なもの,視力の出やすいもの,装用感のよいものを選択する.遠近両用 CL の処方は慣れれば通常の単焦点レンズを処方することと同様で難しいものではない.40 代になったら単焦点 CL から遠近両用 CL へスムーズに移行するべきである.

はじめに

我が国のコンタクトレンズ(CL)装用者はおよそ 2000 万人といわれている.15 歳以上になると過半数が眼鏡あるいは CL による視力矯正をしており,15 歳から 39 歳までの半数は CL を使用している.さらに CL 装用者の 40% は 40 歳以上である.今後,少子高齢化が進む我が国では CL 装用者はさらに高齢化していくことが予想される.

1980 年代ころまでは,老視年齢にさしかかるとそろそろ CL をやめるようにアドバイスをする眼科医が少なくなかった.しかし,さまざまな社会活動を活発に行っている老視世代にとって,それまで CL を装用することで快適に過ごせていた生活から CL を排除することはなかなか受け入れにくいことであった.1990 年代になって遠近両用 CL が市場に登場したが,当初は処方に成功するには豊富な経験が必要で,若干の見えにくさが残

りユーザーが満足しない場合も少なくなかったので,遠近両用 CL の処方は多くの眼科医から敬遠されがちだった.このような場合は,遠用もしくは近用に CL 度数を合わせて必要に応じて CL の上に眼鏡を併用する方法や,片眼遠用,片眼近用度数でのモノビジョン処方がされてきた.

2000 年代に入り,遠近両用 CL は種類が豊富になり性能も進化し続けている.処方手順は簡便になり,ユーザーの満足度も上がってきたので,処方に慣れれば 80% 以上で成功する.老視年齢(45 歳前後)になったら遠近両用 CL に移行して快適に CL を使用し続けることが可能になった.また,30 代でもパソコン(PC)での作業が一日中あるような場合も,遠近両用 CL にて疲労を軽減させることもできる.PC を含むデスクワーク,運転しての通勤,夜間や休日にはさまざまなスポーツをこなす現代の老視世代にとって遠近とも良好な視力矯正は不可欠な時代になっている.高齢化社会において,成人後の社会活動期間は,老視年齢以降のほうが長くなってきているので,屈折矯正手

* Atsuko MATSUHISA,〒420-0816 静岡市葵区沓谷 5-7-4 さくら眼科,院長

表 1. 遠近両用 CL の分類

機能	焦点	形状	中心光学部	種類
交代視型	二重焦点	セグメント型	遠用	HCL
		同心円型		
同時視型	二重焦点	同心円型	遠用	SCL
			近用	
	累進屈折型	非球面型	遠用	HCL SCL
			近用	SCL

表 2. 遠近両用 CL の光学デザイン

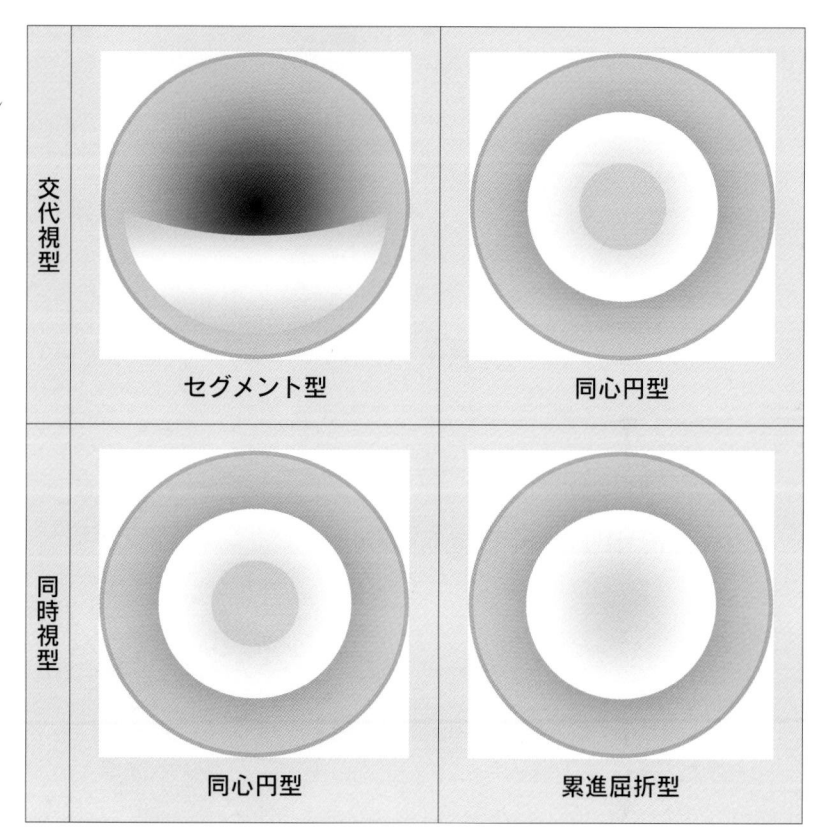

遠近両用 CL の種類

1. ハードコンタクトレンズ(HCL)とソフトコンタクトレンズ(SCL)

HCL：セグメント型と同心円型が作製可能だが，現在は同心円型が発売されている．交代視型が中心だが，最近は累進屈折型が増えてきているので同時視している部分もある．

SCL：すべて同心円型で同時視型で，最近は累進屈折型である．中心部が近用度数のものと遠用度数のものがある．

段として遠近両用 CL の処方は眼科専門医がマスターしなければならないことである．

2. セグメント型と同心円型(表1, 2)

セグメント型：上方に遠用，下方に近用の度数が配置するように分けてデザインされている．HCL だけで作製されていたが現在は処方されていない．

同心円型：遠用度数と近用度数が同心円状に配置されていて交代視型と同時視型がある．現在，発売されているものは HCL, SCL ともに同心円型である．CL の回転による見え方への影響がない．

3. 二重焦点型と累進屈折型(多焦点型)(表1, 2)

同心円状に配置されている度数は二重焦点型のものと累進屈折型のものがある．最近は二重焦点

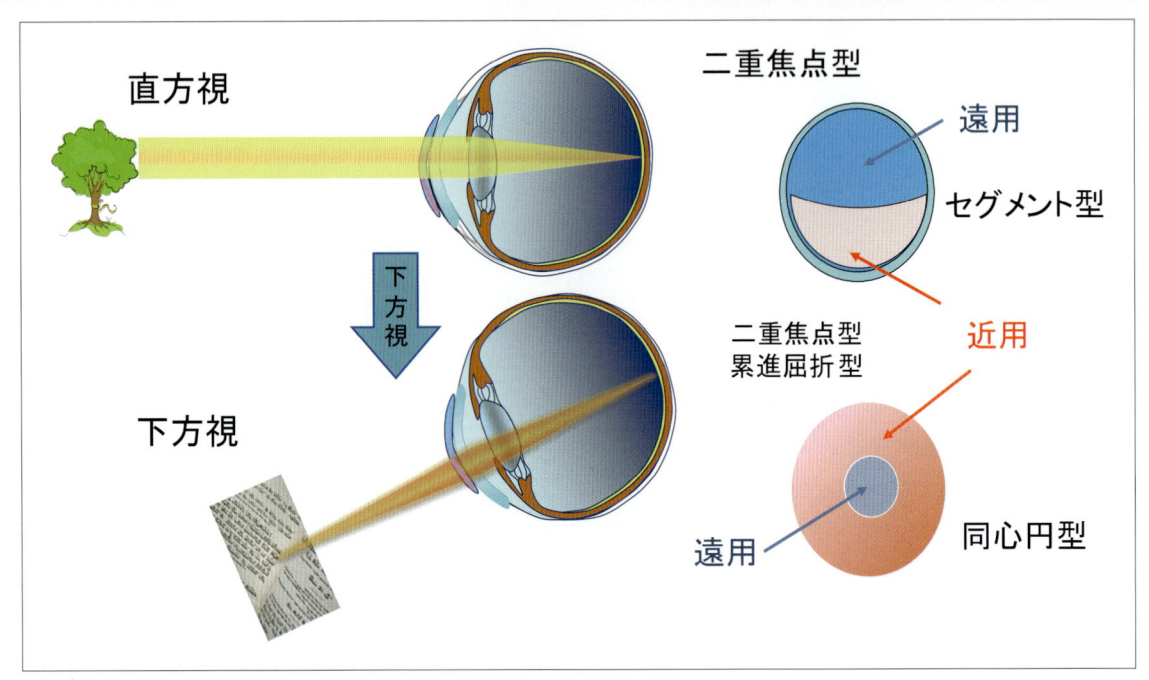

図 1. 交代視型レンズのデザイン（主に HCL）

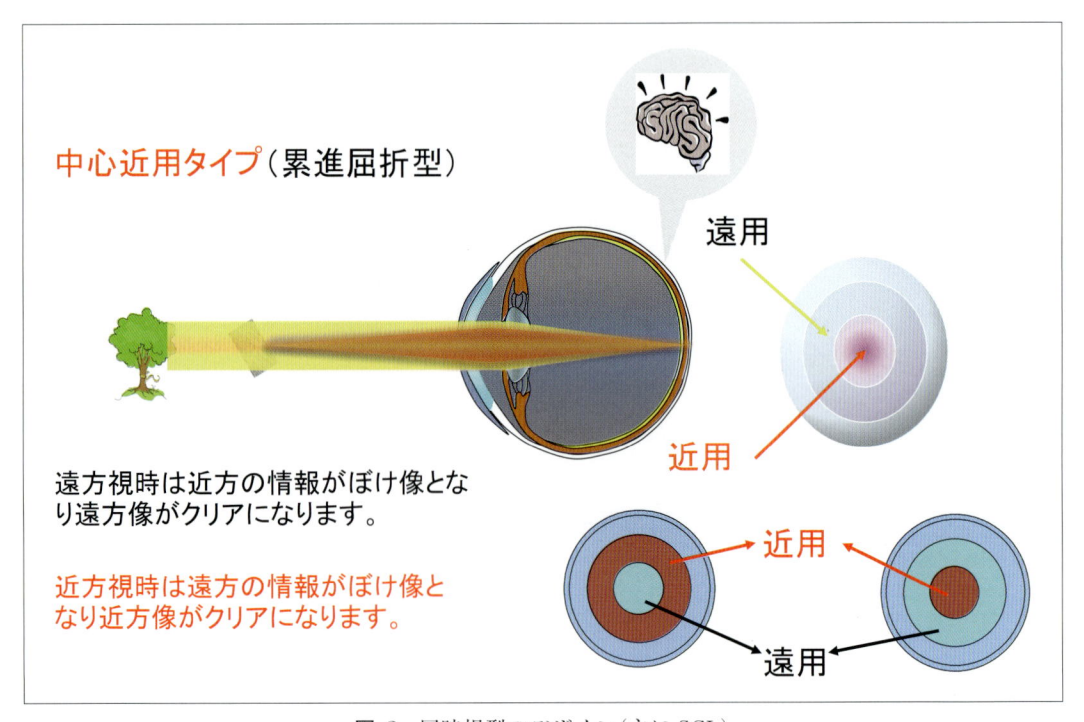

図 2. 同時視型のデザイン（主に SCL）

型よりも累進屈折型のほうが増え，度数の移行部部分での見え方がスムーズになっている．

4．交代視型と同時視型

交代視型：遠近両用 HCL のデザインである．中心部に遠用度数が配置され，周辺部に近用度数が配置している．遠方視（正面視）時には遠用度数で，近方視（下方視）時には近用度数で見る．ゆえに，正面視では CL の光学的中心が瞳孔領に一致し，下方視時では CL が下眼瞼にやや持ち上げられて近用度数が瞳孔領にかかる必要がある（図 1）．

同時視型：主に遠近両用 SCL のデザインである．中心が遠用度数のものと近用度数のものがあ

る．遠見時と近見時で瞳孔の大きさが異なることなどを利用して，遠用度数と近用度数で同時に得た網膜像から，コントラストなど見えやすい映像を選択して見ることを期待して設計されている．瞳孔サイズや瞳孔反応には個人差があるので，一つのデザインだけでオールマイティには処方できないが，さまざまなデザインがあるのでデザインを変更することでライフスタイルに合った見え方を提案することができる(図2)．

5．中心近用と中心遠用

2010年ころまでは，遠見重視のライフスタイルでは中心遠用を，近見重視では中心近用を処方するとよいといわれてきた．しかし，近年のレンズでは，累進帯にさまざまな工夫がされており，必ずしもこの定義に当てはまらない．また，同じ中心近用でも各社で微妙な違いがあり一概にどちらがよいと決めることは難しい．一方，種類が豊富なので，どれかは必ず成功する．

6．SCLの素材での分類

ハイドロゲルレンズとシリコーンハイドロゲル(SHCL)がある．SHCLは非常に優れた酸素透過性能をもち，さらに乾きにくい．また，タンパク汚れが付きにくいが，油汚れは付きやすい．しかし，SHCLは硬い傾向があるので角膜上皮や上眼瞼へのストレス，SEALS(superior epithelial arcuate lesions)や巨大乳頭結膜炎(GPC)に注意が必要である．SHCL素材を第一選択にするが，規格がない場合やSHCLによる合併症が出現する場合はハイドロゲルレンズを選択する．

7．SCLの使用方法での分類

1日使い捨て型：装用頻度が少ない場合やアレルギー疾患やドライアイでは1日使い捨て型を処方する．

2週間頻回交換型：規格範囲が広いので処方しやすい．ドライアイ世代になっているのでできればSHCLを処方したい．ケア用品は，低刺激で消毒効果が優れてタンパク除去も可能なヨード製剤，もしくは低刺激で消毒効果のよい過酸化水素製剤を選択する．

遠近両用CL処方のコツ

1．正しい屈折検査

遠近両用CL処方において最も重要なことは正しい屈折検査である．オートレフによる他覚的屈折検査では必ず過矯正気味の値が出る．さらにCLでは眼鏡レンズでの矯正値から頂間距離の補正が必要であるので，近視度数では弱く，遠視度数では強くなる．万一，過矯正の近視遠近両用CLを選択すると，近用部分で遠方視をするので近方視力は不良になり，遠近両用CLの処方は失敗する．

2．問　診

これまでのCL装用歴，CL装用者の場合は現状での見え方の満足度，職業，PC使用時間，運転時間，趣味，スポーツなどにより，ユーザーが必要としている遠近の視力，作業距離などがCLを選択する際に必要である．

3．説　明

処方前に遠近両用CLは老視対策CLであり，決して老視がなくなる(若返る)ものではないことを理解させる．単焦点CLだけでは必ず近業時に眼鏡を併用しなくてはならなくなるが，遠近両用CLを装用することで眼鏡を併用する頻度をかなり減少させることが目的達成点である．また，初期老視からのほうが慣れやすい．HCLでは視線の方向で見え方が変わること，同時型では見えやすい映像を視覚領が選択することへの慣れが必要であることを説明しておく．

4．第一選択の決定

HCL装用者では，HCLによる問題(強度の3時-9時充血や長期HCL装用者にみられる眼瞼下垂)がない場合は遠近両用HCLを処方する．SCL装用者や初心者では遠近両用SCLを選択する．しかし，1.0Dを超える乱視では現在発売されている遠近両用SCLで良好な視力は得られない．HCLを選択する，もしくは乱視の弱いほうのみを遠近両用SCLにするなどを検討する．

選択した遠近両用レンズから度数を決定する際

表3. 販売されている遠近両用HCL

製品名	コンフォクリール	NEWステージ 075 175	マルチフォーカル O₂	マルチフォーカル O₂ノア	クリアライフ	クリアライフアルミニエ	メニフォーカルZ	プラスビュー	プラスビューⅡ	プレリーナⅡ	マイルドⅡ バイフォーカルタイプ	エピバイフォーカルタイプ	サンコンタクトレンズ
メーカー	レインボー	レインボー	シード	シード	アイミー	アイミー	メニコン	ニチコン	ニチコン	東レ	サンコンタクトレンズ	サンコンタクトレンズ	
Dk値	150	60	60	156	136	136	250	100	100	156	79.3	31	
ベースカーブ(mm)	700~860	700~860	690~790	700~860	720~850	720~850	710~850	730~830	700~850	700~860	700~850	700~850	
直径(mm)	9 9.5 10	9.0 9.3 9.5	9.2	9 9.3 9.6	9.6 9.8	9.4 9.6	9.4 9.6 9.8	9.2 9.6	9.2 9.6	9.0 9.3 9.6	8.8	8.6 8.8 9.0	
球面度数(D)	+5.00~ -20.00	+5.00~ -20.00	0.00~ -15.00	0.00~ -15.00	+5.00~ -15.00	+5.00~ -15.00	+5.00~ -13.00	+3.00~ -15.00	+3.00~ -15.00	0.00~ -15.00	+5.00~ -20.00	+5.00~ -20.00	
加入度数(D)	+1.50~ +5.00	+0.75 +1.75	+2.00	+1.00	+1.50	+0.75	+1.00 +1.50 +2.00 +2.50	+1.50 +2.00 +2.50 +3.00	+1.50 +2.00 +2.50 +3.00	+1.00	+1.50 +2.50	+1.50 +2.50	
焦点による分類	累進屈折	累進屈折	累進屈折	累進屈折	二重焦点	二重焦点	累進屈折	累進屈折	累進屈折	累進屈折	二重焦点	二重焦点	
光学部形状	非球面	非球面	非球面	非球面	球面	球面	非球面	非球面	非球面	非球面	球面	球面	

には，正しい屈折矯正値に基づいて頂間距離補正を行う．各メーカーのマニュアルには自覚的屈折検査値から選択するべき度数が示されているのでこれを守ることが大切である．各メーカーによってやや異なるが，デザインや製作工程によって差があると推察する．

始めは処方に慣れるために，ファーストチョイスのCLを決めておき，うまくいかない場合に他のデザインのCLに変更するようにすると，さまざまなCLの特性を理解しやすい(表3，4)．トライアルレンズは複数社のものを用意しておくべきである．

5．フィッティング

HCL：遠近両用HCLは直径が大きめであるが，これまでの装用HCLの直径やメーカーによって異なるデザインを考慮しながら選択する．老視世代は涙液が減少する傾向があるので涙液交換のよいレンズを選択したい．正面視ではCLの光学中心が瞳孔領のなるべく中央に一致し，下方視ではCLが下眼瞼で持ち上げられて近用視力部分が瞳孔領にかかることが重要である(図1)．

SCL：基本的には単焦点SCLのフィッティングと同様だが，特にCL中心と瞳孔中心の一致(センタリング)が重要である(図2)．

6．両眼視での検査

CL装用後の視力検査は両眼視力で判断する．遠見近見ともに0.8以上あれば特に近用視力は検査値や距離にこだわらないで，ユーザーが通常見ているもの，距離で判断する．遠見近見ともに0.8未満の場合はデザインの変更を試みる．

7．低加入度数から選択

近見加入度数が増えるほど慣れが必要なので，年齢に関わらず，低加入度から装用開始する．近見視力が不良な場合，すぐに加入度数を強くするのではなく，元の度数を弱くするほうが成功する可能性が高い．

8．試用期間

遠近両用CLには慣れが必要である．通常は1~2週間で十分であるが，再診にて度数の微調整

表 4. 販売されている遠近両用 SCL

製品名	フォーカスデイリーズプログレッシブ	1 day pure マルチステージ	プロクリアワンデーマルチフォーカル	エアオプティクス遠近両用	メダリストプレミアマルチフォーカル	2 week アキュビューバイフォーカル	ロート iQ14 バイフォーカル	2 week Pure マルチステージ	2 week メニコン遠近両用
	1日使い捨て	1日使い捨て	1日使い捨て	2週間シリコーンハイドロゲル	2週間シリコーンハイドロゲル	2週間ハイドロゲル	2週間ハイドロゲル	2週間ハイドロゲル	2週間ハイドロゲル
メーカー	チバビジョン	シード	クーパービジョン	チバビジョン	ボシュロム	ジョンソン・エンド・ジョンソン	ロート製薬	シード	メニコン
素材	nelfilcon A	HEMA	nelfilcon A	lotrafilcon B	balafilcon A	etafilcon A	methafilcon A	HEMA	DMAA N-VP
FDA グループ	II	IV	II	I	III	IV	IV	IV	II
含水率 (%)	69	58	60	33	36	58	55	58	72
Dk 値	26	30	20.5	110	91	28	19.6	30	34
Dk/L 値	23.6	42.9	22.8	137.5	101.1	37.3	12.3	33.3	31
中心厚 (mm)	0.11	0.07	0.09	0.08	0.09	0.075	0.159	0.09	0.11
ベースカーブ (mm)	8.6	8.8	8.7	8.6	8.6	8.5	8.7	8.6	8.6
直径 (mm)	13.8	14.2	14.2	14.2	14	14.2	14.4	14.2	14.5
球面度数 (D)	+5.00〜−6.00	+5.00〜−10.00	+5.00〜−10.00	+5.00〜−10.00	+5.00〜−10.00	+3.00〜−9.00	+4.00〜−6.00	+5.00〜−10.00	+5.00〜−13.00
加入度数 (D)	+3.00	+0.75 +1.50	+1.5	Low(+1.00) Med(+2.00) High(+2.50)	Low(〜+1.50) High(〜+2.50)	+1.00 +1.50 / +2.00 +2.50	+1.00 +1.50 / +2.00 +2.50	+0.75 +1.50	+2.50
機能による分類	同時視型	同時視型	同時視型	同時視型	同時視型	同時視型	同時視型	同時視型	同時視型
焦点による分類	累進	累進	累進	累進	累進	二重焦点	累進	累進	累進
光学部形状	非球面	非球面	非球面	非球面	非球面	球面	非球面	非球面	球面
中心光学部	近用	遠用	近用	遠用	近用	遠用	遠用＆近用	遠用	近用

を行う場合は再度，試用させる．3か月後の定期検査で再度微調整がありうる．

さいごに

筆者は45歳以上の90%に遠近両用CLを処方している．また，30代でも終日PC業務で自動車通勤者などでは処方する．また，遠視もよい適応で，40代になって初めて遠近両用CLを処方してとても喜ばれる．老視年齢になれば単焦点CLから遠近両用CLにスムーズに処方を移行することは決して難しいことではない．多くの眼科医がこれらの特性を理解して処方に慣れてCL装用者が喜ぶことを期待する．

オクリスタ 特集案内

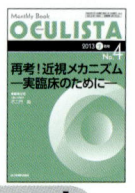

No. 4 「再考！近視メカニズム―実臨床のために―」

編集企画／不二門 尚（大阪大学教授）
ISBN:978-4-86519-004-5 C3047　B5 判　90 ページ　定価3,000円+税

目 次
1. 近視のメカニズム（総論）……………………………鳥居秀成
2. 強度近視の疫学…………………………………………安田美穂
3. 強度近視の分子遺伝学…………………………………中西秀雄ほか
4. 実験近視…………………………………………………世古裕子
5. 症候性の近視……………………………………………石子智士
6. 強度近視による網膜障害………………………………大野京子
7. 強度近視と緑内障………………………………………臼井審一
8. 眼鏡による近視進行防止………………………………長谷部 聡
9. CLによる近視進行防止…………………………………二宮さゆり
10. オルソケラトロジーによる近視進行防止…………平岡孝浩

No. 5 「ぶどう膜炎 外来診療」

編集企画／竹内 大（防衛医科大学校教授）
ISBN:978-4-86519-005-2 C3047　B5 判　90 ページ　定価3,000円+税

目 次
1. ぶどう膜炎の眼臨床所見………………………………北市伸義
2. ぶどう膜炎の眼科検査所見……………………………慶野 博
3. ぶどう膜炎の全身検査所見……………………………石原麻美
4. ぶどう膜炎の治療………………………………………岩橋千春ほか
5. 全身疾患とぶどう膜炎…………………………………澁谷悦子ほか
6. 前部ぶどう膜炎…………………………………………毛塚剛司
7. 後部・汎ぶどう膜炎……………………………………園田康平ほか
8. 眼底炎症性疾患（white dot syndrome）……………蕪城俊克
9. 小児ぶどう膜炎…………………………………………南場研一ほか
10. 感染性ぶどう膜炎………………………………………高瀬 博
11. 高齢者にみられるぶどう膜炎…………………………臼井嘉彦

No. 6 「網膜静脈閉塞症の診療マニュアル」

編集企画／佐藤 幸裕（自治医科大学糖尿病センター教授）
ISBN:978-4-86519-006-9 C3047　B5 判　78 ページ　定価3,000円+税

目 次
1. 疫学，統計，リスクファクター………………………中静裕之
2. 必要な検査………………………………………………十川健司ほか
3. BRVOの発生機序と自然経過……………………………八木文彦
4. BRVOの病期分類と所見…………………………………今泉寛子
5. BRVOの治療目的と治療の実際…………………………野間英孝
6. CRVOの発生機序と自然経過……………………………石龍鉄樹
7. CRVOの病期，病型分類と所見…………………………大谷倫裕
8. CRVOの治療目的と治療の実際…………………………﨑元 晋ほか
9. 網膜静脈閉塞症とサイトカイン………………………野田航介
10. BRVO，CRVOの多施設研究……………………………張野正誉

全日本病院出版会　〒113-0033　東京都文京区本郷3-16-4　Tel:03-5689-5989
http://www.zenniti.com　Fax:03-5689-8030
おもとめはお近くの書店または弊社ホームページまで！

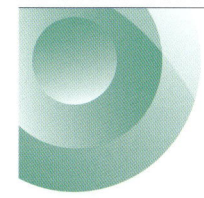

◎特集／最新 コンタクトレンズ処方の実際と注意点

トーリックソフトコンタクトレンズの処方

塩谷 浩*

Key Words : ソフトコンタクトレンズ(SCL : soft contact lens),ハードコンタクトレンズ(HCL : hard contact lens),トーリックソフトコンタクトレンズ(toric soft contact lens),球面ソフトコンタクトレンズ(spherical soft contact lens),乱視(astigmatism),全乱視(total astigmatism)

Abstract : トーリック SCL は,SCL の適応のなかで球面 SCL では対応し切れない全乱視(角膜頂点間距離補正後の乱視 1.00 D 以上から 3.00 D 程度)のある場合に適応となる.トーリック SCL には円柱軸を安定させるためのデザインが,プリズムバラスト・タイプとダブルスラブオフ・タイプの 2 つあり,乱視の種類,装用眼の条件に応じて円柱軸の回転安定性がより高いタイプを選択する.トライアルレンズの装用でガイドマークが 10°から 30°程度までの範囲に偏位して安定している場合には円柱軸を補正する.円柱軸の補正方法は,レンズが時計回りに回転した場合には円柱軸に回転偏位度を加えた軸度,反時計回りに回転した場合には円柱軸から回転偏位度を減じた軸度を処方レンズの円柱軸とする.円柱度数は自覚的屈折度数を各経線方向に展開し,それぞれの経線方向で屈折度数を球面度数と同様に角膜頂点間距離補正して,その差を円柱度数とし,最終的なトーリック SCL の処方規格を決定する.

はじめに

ハードコンタクトレンズ(HCL)はレンズ下に涙液を貯留することにより角膜乱視を矯正し全乱視を矯正するが,ソフトコンタクトレンズ(SCL)は,素材が軟らかくレンズ下に涙液を貯留しないため,球面 SCL では角膜乱視をほとんど矯正せず全乱視を矯正することはできない.そのため SCL の適応で,全乱視を矯正する必要がある場合には,トーリック SCL を処方することになる[1~7].諸外国でのトーリック SCL の処方割合[8]から一般的に日本では SCL の適応となる患者の 20%程度はトーリック SCL の適応となると推測され,また最近のコンタクトレンズ(CL)診療では SCL を処方する機会が増えているため,トーリック SCL に関する知識と処方の技術を身に付けていなければ CL の適正な処方ができない.本稿ではトーリック SCL の処方の基本と実際,さらに注意点について解説する.

コンタクトレンズによる乱視矯正

1.乱視の構成

乱視は全乱視,角膜乱視,残余乱視(水晶体乱視＋etc.)から構成されている(図 1).全乱視は,角膜乱視と残余乱視が互いに打ち消し合った後に残った乱視である.眼鏡の円柱レンズは全乱視を矯正するが,それと同様にトーリック SCL は全乱視(角膜頂点間距離補正後の全乱視)を矯正する.球面 HCL とトーリック HCL は,角膜乱視を矯正した結果として全乱視を矯正するため,HCL 処方による乱視矯正は,トーリック SCL 処方の場合と違って,それぞれの乱視の関係を十分に理解しておく必要がある点で処方が難しいといえる(表 1).

2.球面 SCL による乱視矯正

乱視があると外界から眼に入った平行光線は,

---

* Hiroshi SHIOYA,〒960-8034 福島市置賜町 5-26 しおや眼科,院長

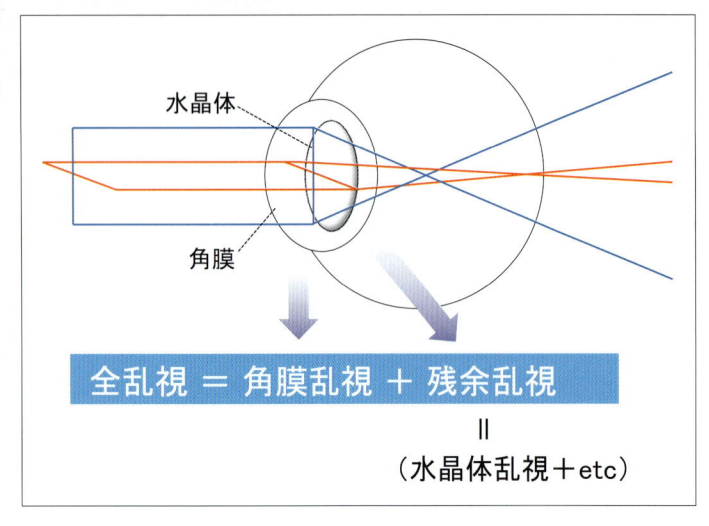

◀図 1.
乱視の構成

表 1. 矯正方法と矯正する乱視の種類

矯正方法 \ 乱視の種類	全乱視	角膜乱視	残余乱視
眼鏡	○		
トーリック SCL	○		
球面 HCL	△	○	
トーリック HCL	△	○	○

○：矯正の対象となる乱視
△：角膜乱視の矯正により結果的に矯正される乱視

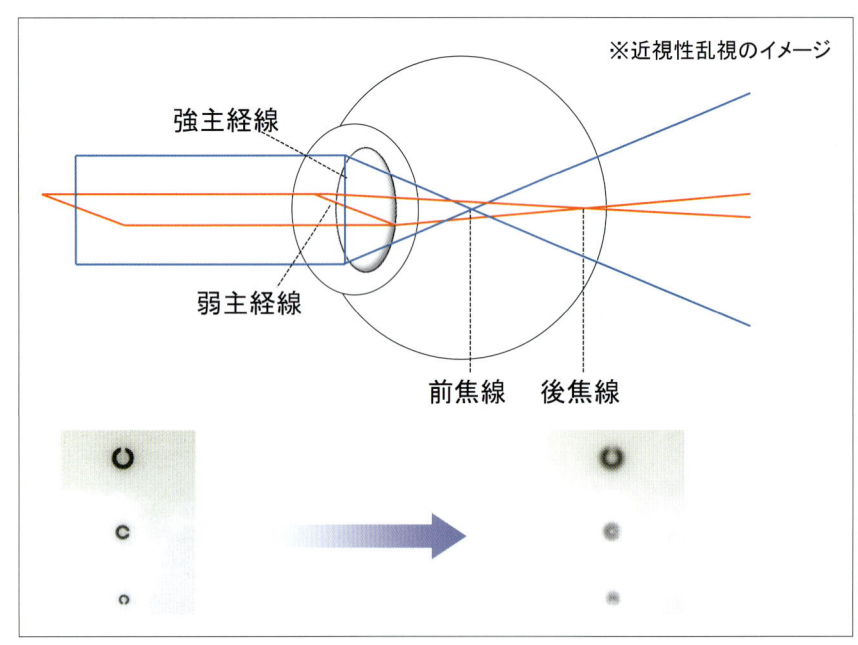

図 2.
乱視の屈折状態

通過する方向(直行する2つの経線方向)によって収束する位置が異なり，2か所に収束する(図2)．図2のイメージは近視性乱視の状態であり，眼に入った平行光線は網膜の前の2か所に収束し，網膜に映る像は遠くのものも近くのものもピントが合わず，ぼやけて見えることになる．

このような角膜頂点間距離補正後もある程度以上の乱視のある屈折異常に対して，乱視を矯正せずに球面SCLで最良視力を出そうとする場合には球面度数を等価球面度数に設定する[9]．等価球面度数では前焦線と後焦線の間にある最小錯乱円が網膜上に位置する状態となるが，視力の値が上がったとしても，網膜には鮮明な像は結んでおら

ず，見え方の質は高くない(図3)．これに対して乱視を矯正するトーリックSCLでは，2つの経線方向の平行光線を，球面度数の追加矯正で網膜上の一点に収束させることが可能で，視力の値が上がるとともに網膜に鮮明な像が結び，見え方の質は高くなる(図4)．

乱視があっても球面SCLでの視力がよかったり，球面SCLでの見え方に患者の不満の訴えがあまりなかったりする場合に球面SCLが処方されると，ぼやける，二重に見える，見えにくい，にじんで見えるといった代表的な乱視の諸症状以外に，不鮮明な網膜像による見え方が頭痛，肩こり，眼精疲労などの患者の健康的な生活を損なう

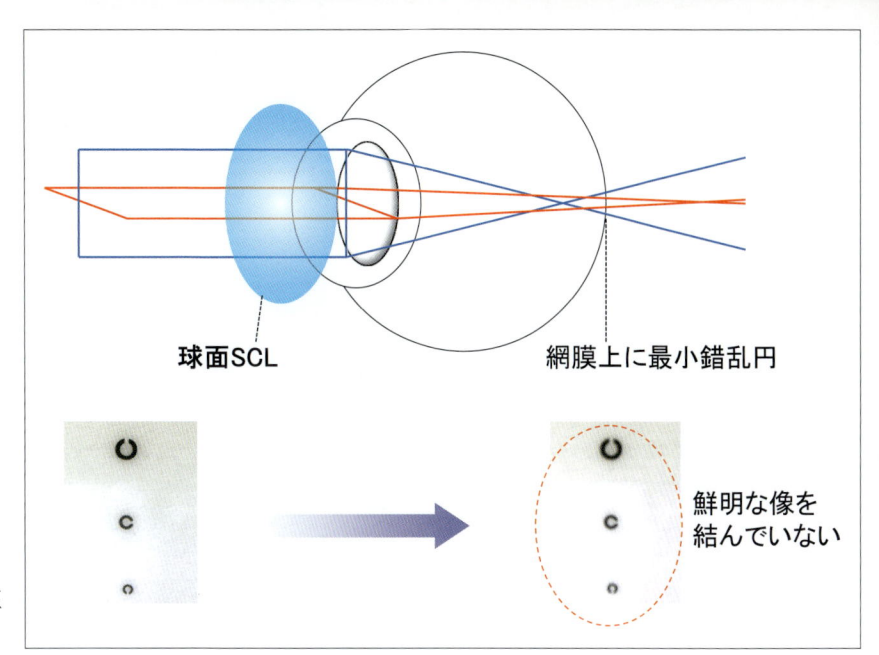

図 3.
球面 SCL による乱視矯正

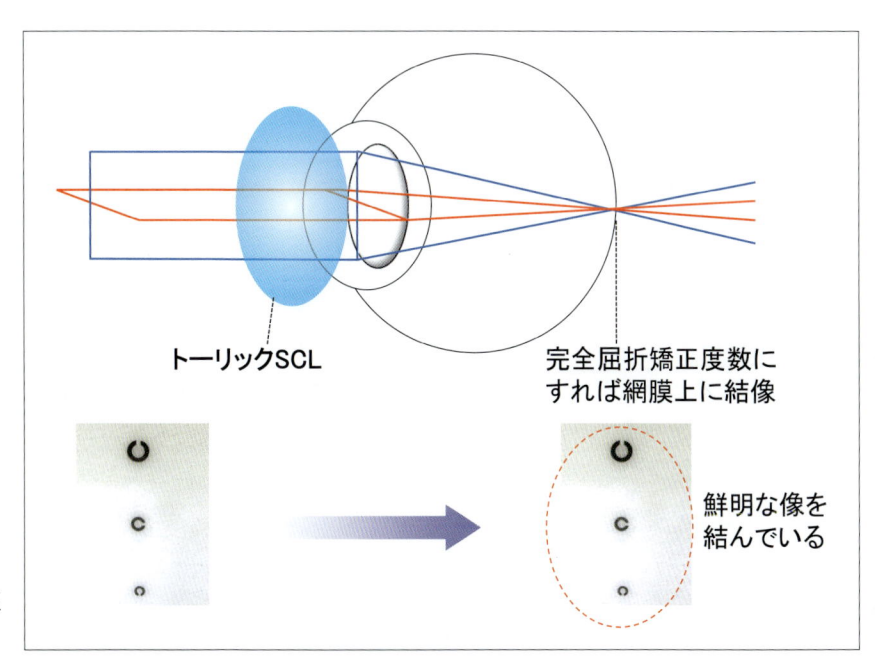

図 4.
トーリック SCL による乱視矯正

ような症状を惹起することもある．そのため球面 SCL で十分に対応できない全乱視がある場合には，積極的にトーリック SCL を処方することが必要である．

トーリックソフトコンタクトレンズについて

1．トーリックソフトコンタクトレンズとは

トーリック SCL は，レンズ光学部の前面あるいは後面に，乱視を矯正するための円柱レンズとしての役割のあるトーリック面を設置した SCL である．最近は各社から発売されているトーリック SCL の製品名には，「乱視用」という名称を付けたものが増えている．これは CL の処方者や SCL を使用しようとする患者がトーリック SCL の存在している意味を理解しやすくするために，「トーリック」というレンズの光学的な意味を示すネーミングに対して，「乱視用」という使用する目的を示したネーミングであり，「乱視用 SCL」は「トーリック SCL」と同義で使われている．

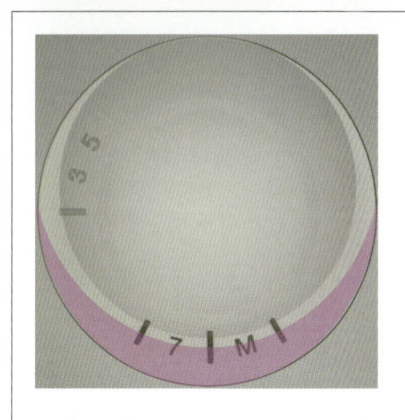

プリズムバラスト・タイプ	ダブルスラブオフ・タイプ
デザイン上のレンズ下方がプリズム状に厚くなっている。	デザイン上のレンズ上下が薄くなっている。

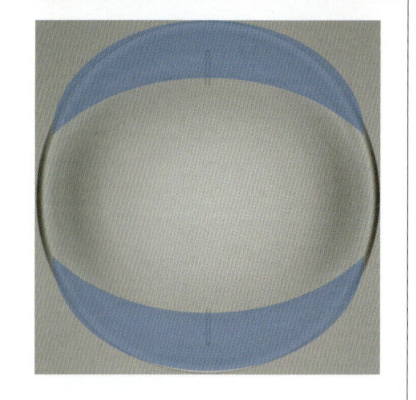

図 5.
トーリック SCL の円柱軸安定化デザイン

2. トーリックソフトコンタクトレンズの適応

トーリック SCL は，SCL の適応であり，かつ球面 SCL では対応し切れないと考えられる全乱視（正乱視で角膜頂点間距離補正後の乱視 1.00 D 以上）のある場合に適応となる．一般的に角膜頂点間距離補正後の全乱視が 1.00 D から 3.00 D 程度までが適応である．トーリック SCL には，円柱軸（トーリック面の回転停止位置）を安定させるためのデザイン（円柱軸安定化デザイン）が，大きく分けるとプリズムバラスト・タイプとダブルスラブオフ・タイプの2タイプあり（図5），乱視の種類，装用眼の条件に応じて，円柱軸の回転安定性がより高いタイプを選択する．

3. トーリックソフトコンタクトレンズの種類

トーリック SCL は，使用期間から1日交換型，頻回交換型，定期交換型，従来型の4種類に分けられ，素材からハイドロゲル・タイプとシリコーンハイドロゲル・タイプの2種類に分けられる．トーリック面の設置されている部位からは前面トーリックレンズと後面トーリックレンズの2種類に分けられ，前述のとおり円柱軸安定化デザインからプリズムバラスト・タイプ，スラブオフ・タイプの2種類に分けられる（図5）．プリズムバラスト・タイプはデザイン上のレンズの下方がプリズム状に厚くなっており，錘の役割とともに上眼瞼と角膜の間にレンズの上方の薄い部分を挟み込み，レンズの下方の厚い部分を押し出すスイカの種の理論で円柱軸を安定させている．ダブルスラブオフ・タイプはデザイン上のレンズの上下が薄くなっている部分を上下眼瞼が挟んで抑えると同時にプリズムバラスト・タイプと同様に上方から下方にスイカの種の理論で円柱軸を安定させ，また下方から上方の方向にもスイカの種の理論で円柱軸を安定させている．

4. トーリックソフトコンタクトレンズの選択

トーリック SCL レンズの種類を選択する基本的な考え方は，まず一般的な SCL の選択時と同様に，毎日使うのか不定期に使うのか，装用眼の状態はどうか，ケアや管理に問題が生じる可能性があるのか，レンズの適正な扱いへのコンプライアンスを十分に得られる年齢かどうかなどの条件を考慮して使用期間からレンズの種類を選択する．次に乱視の種類と装用眼の状態から想定されるフィッティングを考慮し，さらに装用感にも配慮してデザインと素材からレンズの種類を選択する．

乱視の種類からトーリック SCL を選択する考え方は，全乱視軸と角膜乱視軸が 15°を超えてずれている状態では，トーリック面の設置されている部位から選択が可能なレンズであれば，角膜乱視軸の円柱軸の回転安定位置への影響を少なくするため前面トーリックレンズを選択する．さらに全乱視の軸の違いからも円柱軸安定化デザインを選択することができる．すなわち直乱視（近視性

表 2. トーリック SCL の円柱軸安定化デザインからの選択

		プリズムバラスト・タイプ	ダブルスラブオフ・タイプ
乱視の種類	直乱視	○	△
	倒乱視	△	○
	斜乱視	×	△
装用眼の状態	上下眼瞼が角膜輪部をカバー	○	○
	瞼裂の傾きが大きい	○	△
	下方球結膜の露出が顕著	△	×
	装用感を重視の必要時	△	○
	片眼のみトーリック SCL を装用	△	○

選択の判断
○:適応
△:比較的適応
×:非適応

乱視)では,プリズムバラスト・タイプが光学部のデザイン的にやや円柱軸の安定性が高いと考えられ,倒乱視(近視性乱視)では,プリズムバラスト・タイプはレンズの左右と下方の三方が厚くなるためダブルスラブオフ・タイプのほうが円柱軸の安定性が高いと考えられる.斜乱視では,どのタイプでも円柱軸の回転安定性が低くなるが,ダブルスラブオフ・タイプのほうがレンズの重心の円柱軸の回転安定性への影響が比較的少ないと考えられるため,これらを参考にしてトーリック SCL の円柱軸安定化デザインを選択する(表 2).ただし最近の製品で円柱軸安定化のデザインが独立し,度数変化による光学部の形状変化の影響を受けないレンズには上記の選択の考え方は当てはまらない.

装用眼の状態から円柱軸安定化デザインを選択する考え方は,上下眼瞼が角膜輪部を完全にカバーしている状態では,どのタイプでも差はないが,瞼裂の傾きが大きい状態では,プリズムバラスト・タイプのほうが円柱軸の安定が得やすいと考えられる.下方球結膜の露出が著しい状態(下三白眼)では,下眼瞼の円柱軸安定化への影響が少ないプリズムバラスト・タイプのほうが比較的安定性が高いと考えられる.レンズの装用時にレンズ周辺部の刺激に違和感のある状態や片眼のみトーリック SCL を装用する状況では,デザイン的にダブルスラブオフ・タイプの装用感がよい場合が多いと考えられる(表 2).

装用眼の状態から素材を選択する考え方は,酸素透過性,耐乾燥性,耐汚染性,形状保持性,回転安定性はシリコーンハイドロゲルレンズが優れ

表 3. トーリック SCL の素材からの選択

	シリコーンハイドロゲル	ハイドロゲル
酸素透過性	高い	低い
乾燥性	乾燥しにくい	乾燥しやすい
汚染性	汚れにくい	汚れやすい
形状保持性	良好	やや劣る
回転安定性	良好	やや劣る
フィッティング	角膜に固着しやすい	角膜にフィットしやすい
装用感	やや劣る	良好

ており,フィッティングと初期装用感は素材の柔軟性からハイドロゲルレンズのほうが良好であると考えられ,これらを参考にしてトーリック SCL の素材を選択する(表 3).

トーリックソフトコンタクトレンズ処方の実際

1. トライアルレンズの選択

トライアルレンズは,1 日交換型,頻回交換型,定期交換型では自覚的屈折検査を基に適当と思われる規格(ベースカーブ,サイズ,角膜頂点間距離補正後の球面度数,角膜頂点間距離補正後の円柱度数,円柱軸)から選択する.従来型では適当と思われるベースカーブとサイズを選択する.ベースカーブとサイズの選択の基準は球面 SCL 処方の場合と同様である.最適な円柱軸と円柱度数のトライアルレンズがない場合には円柱軸,円柱度数,球面度数の順に優先して,全乱視軸にできる限り近い円柱軸で,低矯正側の円柱度数と低矯正側の球面度数のレンズを選択する.

2. フィッティングの観察

フィッティングの観察では,まず球面 SCL の

表 4. トーリック SCL の処方例

【症例】
　球面 SCL を使用していたが見え方に不満で受診
【検査所見】
　VA=(1.5×−6.50 D=cyl−1.25 D Ax 20°)
　角膜乱視：−1.25 D Ax 20°
【トーリック SCL のトライアルレンズ】
　規格：8.60/S−6.00 C−0.75 Ax 20°/14.5
　ガイドマークが反時計回り方向に 20°回転した状態で安定していたため，回転偏位度分の円柱軸の補正をする必要を認めた．
　円柱軸(=全乱視軸)20°から回転偏位度分 20°を引いて円柱軸を 180°に決定した．
【トーリック SCL の処方】
　規格：8.60/S−6.00 C−0.75 Ax 180°/14.5
　Vs=1.2×CL(1.5×CL=−0.25 D)乱視が矯正され，見え方に満足が得られた．

フィッティングの観察時と同様にレンズが角膜輪部を完全にカバーしているかどうか確認し，センタリングとレンズの動きを確認する．レンズから角膜輪部が一部でも露出している場合やセンタリングのずれが大きい場合，レンズの動きが少な過ぎたり大き過ぎたりする場合には，ベースカーブまたはサイズの異なるレンズに変更する．

次にレンズのガイドマークの動きと位置から円柱軸の回転安定性と回転偏位度を確認する．ガイドマークがどの位置にあったとしても，15°以内の偏位度で同じ位置に存在している場合には回転安定性は良好と判定し，15°を超えて変動している場合には回転安定性は不良と判定し，異なるタイプのトーリック SCL に変更する．

回転安定性が良好と判定できる場合には，ガイドマークの，それぞれのレンズのデザイン上設定されている角膜上での定位置からの偏位の程度(回転の角度)を確認する．回転偏位度が 10°以内であればトライアルレンズのとおりに円柱軸を決定する．回転偏位度が 10°から 30°程度までの範囲にある場合には，円柱軸を補正する必要がある．回転偏位度が 30°を超えている場合には異なるタイプのトーリック SCL に変更する．

3．円柱軸の補正

円柱軸の回転安定性が良好でも，ガイドマークが 10°から 30°程度までの範囲に偏位して安定している場合には円柱軸を補正する．円柱軸の補正方法は，レンズが時計回りに回転した場合にはトライアルレンズの円柱軸に回転偏位度を加えた軸度を処方レンズの円柱軸とし，レンズが反時計回りに回転した場合にはトライアルレンズの円柱軸から回転偏位度を減じた軸度を処方レンズの円柱軸とする．円柱軸の補正方法は，正方向の回転時には偏位度を加え反対方向への回転時には減じるという意味を簡潔に表現した「正加反減則」，すなわち「成果半減則(正方向回転では加え反対方向回転では減じなければ乱視矯正の成果は半減する)」と語呂合わせで記憶すると忘れにくく処方時に役立つ[1]．

4．円柱度数と球面度数の決定

円柱度数は，円柱軸の補正後に処方レンズの円柱度数規格のなかから，過矯正にならない範囲の近い度数を選択する．球面度数は，球面 SCL の処方の場合と同様に追加矯正度数が 4.00 D 以上の場合には，角膜頂点間距離補正して度数を決定し，最終的なトーリック SCL の処方規格となるベースカーブ，サイズ，球面度数，円柱度数，円柱軸を決定する．

5．トーリックソフトコンタクトレンズの処方例

円柱軸の補正をした処方例を示すと(表 4)，自覚的屈折検査で球面度数−6.50 D，円柱度数−1.25 D，乱視軸 20°に対し，トーリック SCL のトライアルレンズを球面度数は角膜頂点間距離補正した−6.00 D，円柱度数は−0.75 D(トライアルレンズに−1.00 D がないため)，円柱軸は 20°で装用させたところ，ガイドマークが反時計回りに 20°回転して安定したとする．この場合，円柱軸は回転偏位度分を補正(20°−20°=0°すなわち 180°)して 180°に変更する必要がある．円柱度数は角膜頂点間距離補正すると−1.00 D になるため，規格があれば−1.00 D となり，規格がなければ，それ以下の度数となる．この例では球面度数−6.00 D，円柱度数−0.75 D，乱視軸 180°のトーリック SCL の処方となった．

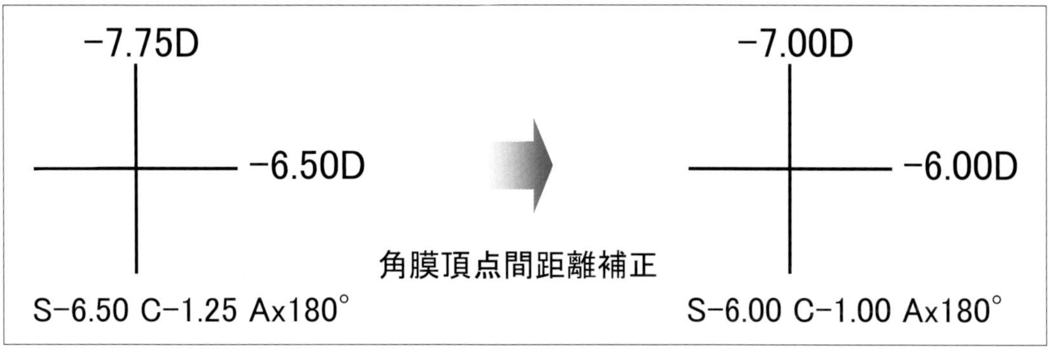

図 6. 円柱度数の角膜頂点間距離補正

トーリックソフトコンタクトレンズ処方の注意点

1．円柱度数の角膜頂点間距離補正

　球面 SCL の処方では追加矯正度数が 4.00 D 以上の場合に球面度数の角膜頂点間距離補正することはよく知られている．トーリック SCL の処方では円柱度数を角膜頂点間距離補正することで設定する方法は十分には知られておらず，乱視の過矯正の予防のために円柱度数を弱めに設定することが適正な方法と考えられていることがある．円柱度数の設定時には，自覚的屈折度数を各経線方向に展開し，それぞれの経線方向で屈折度数を角膜頂点間距離補正して，その差を円柱度数とすることを理解しておく必要がある．

　例を挙げると，自覚的屈折度数で球面度数 -6.50 D，円柱度数 -1.25 D，円柱軸 180°を各経線方向に展開すると球面度数 -6.50 D(180°)と -7.75 D(90°)になり，それぞれの経線方向で角膜頂点間距離補正すると球面度数 -6.00 D (180°)と -7.00 D(90°)となるため，角膜頂点間距離補正した円柱度数は，その差 -1.00 D，円柱軸 180°となる(図 6)．

2．ガイドマークの意義

　トーリック SCL の円柱軸の観察はガイドマークを目安にし，回転偏位の判定は細隙灯顕微鏡のスリット光の傾きや角度表示，検眼用眼鏡枠の軸度表示などを利用して行う．ガイドマークは各メーカーのレンズの種類によってデザインや配置が異なっていても，レンズのデザイン上の下方に 1 か所，上下に各 1 か所，下方に 3 か所，下方と横に 3 か所，横に各 1 か所とレンズの縦か横に設置されている．そのためガイドマークが円柱軸の 90°か 180°と一致することが多くなる．しかしガイドマークは円柱軸を示しているのではなく，レンズのデザイン上の上下左右を示している(図 7)．

3．円柱軸の回転安定性の判定

　ガイドマークが角膜上で，デザイン上の定位置である上方，下方，横方向の位置を維持する例が多いため，トーリック SCL の回転安定性が高い状態は，ガイドマークが上方，下方，横方向の位置にあることと誤解されることがある．回転安定性が高い状態とは，ガイドマークの位置が 15°以内の偏位度で，一定の位置にある場合を意味している．

4．円柱軸の補正後のガイドマークの位置

　ガイドマークが回転偏位している場合に，円柱軸を補正して異なる円柱軸のトーリック SCL を装用させると，円柱軸は目的とする乱視軸に一致する．しかしガイドマークは偏位せず，最初のトライアルレンズで回転偏位した同じ位置にある．同じトーリック SCL であれば，円柱軸を補正してもガイドマークの位置は変化しないことを理解しておく必要がある．

5．トーリック SCL の種類とフィッティング

　同一眼に異なる種類のトーリック SCL を装用させた場合，フィッティング，円柱軸の回転安定性，回転偏位度が異なる場合が多くある．従ってトーリック SCL の使用期間，素材，トーリック面の設置されている部位，円柱軸安定化デザインのいずれかを変更した場合には改めてフィッティン

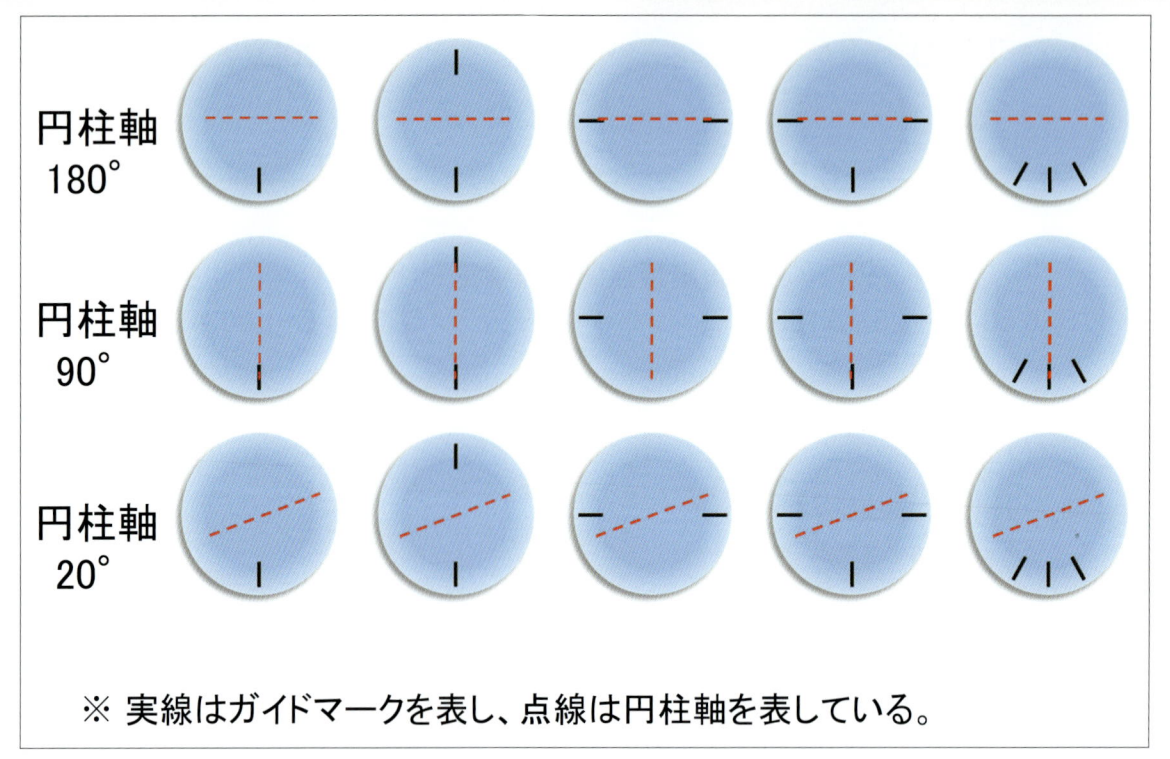

図7. トーリック SCL のガイドマークと円柱軸

※ 実線はガイドマークを表し、点線は円柱軸を表している。

グ,円柱軸の回転安定性,回転偏位度を確認する必要がある.

文献

1) 梶田雅義:トーリックコンタクトレンズ, メジカルビュー, 1999.
   Summary コンタクトレンズによる乱視矯正の総説とともに具体的な処方方法を解説してあるコンタクトレンズ処方のマニュアルとしての必読書.
2) 梶田雅義:コンタクトレンズ処方の要点. コンタクトレンズ診療最前線(湖崎 克ほか編), 金原出版, pp.25-35, 2000.
3) 塩谷 浩, 梶田雅義:トーリックハードコンタクトレンズ. あたらしい眼科, 19:435-441, 2002.
4) 塩谷 浩:コンタクトレンズの選択. 眼科診療プラクティス 94 はじめてのコンタクトレンズ診療(丸尾敏夫ほか編), 文光堂, pp.44-47, 2003.
   Summary 対象に応じたコンタクトレンズの選択の考え方の基本を分かりやすく解説した初心者には必読の文献.
5) 塩谷 浩:トーリックコンタクトレンズ処方. 眼科プラクティス 27 標準コンタクトレンズ診療(坪田一男ほか編), 文光堂, pp.220-223, 2009.
6) 塩谷 浩:トーリックレンズ. コンタクトレンズ自由自在(大鹿哲郎ほか編), 中山書店, pp.130-132, 2011.
7) 塩谷 浩:コンタクトレンズの処方 トーリック. あたらしい眼科, 28:80-82, 2011.
8) Morgan PB, Woods CA, Tranoudis IG, et al:International Contact Lens Prescribing in 2012. Contact Lens Spectrum January 2013:31-38, 2013.
9) 塩谷 浩:球面ソフトコンタクトレンズでも乱視の矯正ができる. 眼科ケア, 14(9):51-52, 2012.

読者への訴求効果が高い「専門学術誌」に、広告の出稿をご検討ください。

全国の医師を対象に行ったアンケート調査[1]によると、専門学術誌[2]と大型媒体誌[3]を比較したところ、専門学術誌のほうが信頼性・長期保存性・閲覧の反復性のいずれも優れていると評価されていることが明らかになりました。広告媒体には、是非とも訴求効果が高い専門学術誌をご活用ください。

信頼性

91.6%の医師が専門学術誌のほうが信頼性の高い情報が得られると評価しており、89.6%の医師は専門分野に必要な情報が得られると評価しています。

Q 以下の項目について当てはまるのは「専門学術誌」「大型媒体誌」のどちらですか?

医学雑誌の評価比較

- 信頼性の高い情報が得られる: 専門学術誌 91.6% / 大型媒体誌 8.4%
- 専門分野に必要な情報が得られる: 専門学術誌 89.6% / 大型媒体誌 10.4%

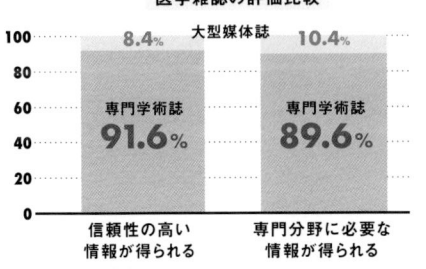

長期保存性

68.7%の医師が専門学術誌を長期間保存しており、そのうち56.7%の医師が専門学術誌を3年以上保存しているという結果が出ました。

Q 長期間保存している医学雑誌は「専門学術誌」「大型媒体誌」のどちらですか? それらはどのくらいの期間保存していますか?

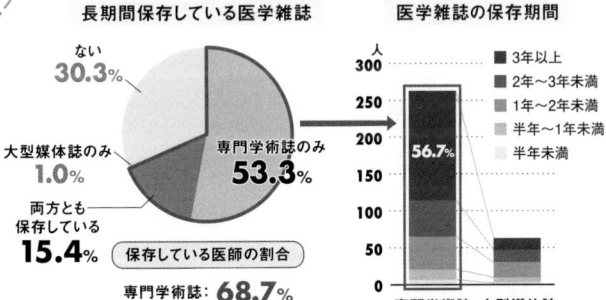

長期間保存している医学雑誌
- ない 30.3%
- 大型媒体誌のみ 1.0%
- 両方とも保存している 15.4%
- 専門学術誌のみ 53.3%

[保存している医師の割合]
- 専門学術誌: 68.7%
- 大型媒体誌: 16.4%

医学雑誌の保存期間
- 専門学術誌 3年以上 56.7%

閲覧の反復性

長期間保存をしている医師のうち89.9%の読者が専門学術誌を読み返しており、76.2%の医師が専門学術誌を読み返す頻度が高いと答えています。

Q 読み返すことのある医学雑誌はどちらですか?

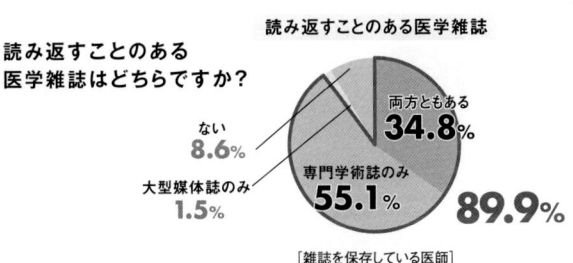

読み返すことのある医学雑誌
- 両方ともある 34.8%
- ない 8.6%
- 大型媒体誌のみ 1.5%
- 専門学術誌のみ 55.1%

89.9%[雑誌を保存している医師]

Q 読み返す頻度はどの程度ですか?

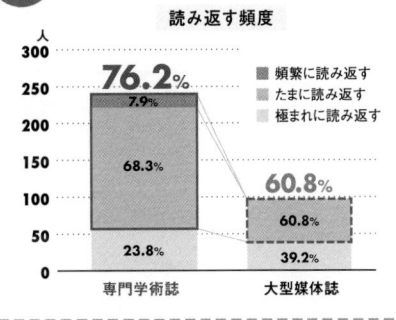

読み返す頻度
- 専門学術誌: 頻繁に読み返す 7.9%、たまに読み返す 68.3%、極まれに読み返す 23.8% (76.2%)
- 大型媒体誌: 60.8% / 39.2% (60.8%)

---

1) 調査内容:医師の専門学術誌および大型媒体誌の利用実態。調査方法・対象:全国の30歳以上の医師383名を対象にインターネットにて実施(内科系医師:246名・内科系以外の医師:137名、勤務医:192名・開業医:191名)。調査時期:2009年6月。調査機関:株式会社ケアネット(日本マーケティングリサーチ協会加盟)
2) 医学専門出版社および学会・研究会などが国内で発行している医学専門雑誌・学会誌。
3) 無料配布されることが多い、新聞社系出版社が発行する医学情報雑誌。

JMPA 一般社団法人 日本医書出版協会
japan medical publishers association
http://www.medbooks.or.jp/

MSAA 医学専門広告協会
http://www.msaa.info/

好評書籍

医療・看護・介護のための 睡眠検定ハンドブック

睡眠に関する多彩な分野のエキスパートが徹底解説！医療・看護・介護現場で役立つ知識が満載の睡眠検定テキスト！

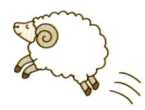

CONTENTS
第1章　睡眠の科学的基礎
Ⅰ　総論　1．睡眠の役割と多様性／2．睡眠と文化，暮らし／3．脳のメカニズム／4．睡眠と健康　Ⅱ　睡眠の基礎知識　1．睡眠のメカニズム／2．睡眠構築／3．睡眠時間／4．睡眠の個人差／5．生体リズム／6．睡眠環境／7．睡眠と嗜好品／8．睡眠と運動／9．睡眠と学習

第2章　睡眠知識の応用と指導
Ⅰ　睡眠知識の応用　1．睡眠と社会　Ⅱ　睡眠相談　1．睡眠相談のための12の指針／2．睡眠相談技術　Ⅲ　看護・介護と睡眠　1．看護・介護現場での睡眠／2．高齢者の睡眠に関する事例　Ⅳ　健やかな眠りのために　1．睡眠衛生指導の実際／2．仮眠の効用／3．緊急時の仮眠のとり方

第3章　睡眠障害とその予防
Ⅰ　主な睡眠障害　1．睡眠の評価／2．不眠症／3．過眠症／4．概日リズム睡眠障害／5．睡眠不足症候群／6．睡眠呼吸障害　Ⅱ　高齢者の睡眠障害　1．高齢者の不眠症／2．睡眠時随伴症／3．睡眠関連運動障害　Ⅲ　睡眠薬の効用と注意点　1．睡眠薬はどのように効くのか

監修　日本睡眠教育機構
編著　宮崎総一郎・佐藤尚武
B5判・216頁　定価3,000円+税
2013年10月発行！

※睡眠検定…日本睡眠教育機構により、2013年秋よりスタート。
詳細は睡眠健康大学のHP（http://sleep-col.com/）まで。

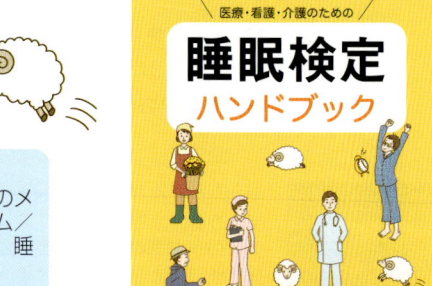

"知りたい"めまい "知っておきたい"めまい薬物治療

めまい領域を専門としない耳鼻咽喉科医をはじめ診療科を超えた幅広い分野の先生方にも理解しやすい、境界領域としてのめまい疾患の診断と治療について解説!!

2012年10月発行

編集／聖マリアンナ医科大学教授　肥塚　泉
B5判　166頁　定価4,500円+税

目次
Ⅰ　ここだけは"知りたい"めまい
1．救急外来でのめまい　2．突然起こる"めまい"―"耳からくるめまい"か"脳からくるめまい"か？―　3．見逃してはならない"脳からくるめまい"の特徴　4．手術治療が必要なめまい　5．めまい診断の検査方法

Ⅱ　ここだけは"知りたい"めまいへの初期対応
1．子どものめまい―起立性調節障害を中心に―　2．高齢者のめまい　3．精神疾患とめまい　4．産婦人科疾患のめまい

Ⅲ　ここだけは"知っておきたい"めまい薬物治療
1．急性期めまいの薬物治療　2．メニエール病・遅発性内リンパ腫の薬物治療　3．前庭神経炎の薬物治療　4．良性発作性頭位めまい症の薬物治療　5．突発性難聴の薬物治療　6．心循環系疾患の薬物治療　7．心因性めまいの薬物治療　8．頭痛めまいの薬物治療　9．高齢者に多い慢性めまい感の病態と薬物治療　10．めまい診療における漢方治療　11．投薬の禁忌・併用注意・副作用

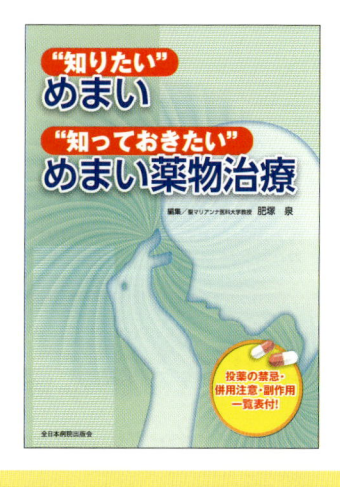

全日本病院出版会
〒113-0033　東京都文京区本郷3-16-4　Tel:03-5689-5989
http://www.zenniti.com　Fax:03-5689-8030

お求めはお近くの書店または弊社ホームページまで！

2012年11月発行！

実地医家のための 甲状腺疾患診療の手引き
―伊藤病院・大須診療所式―

監修 伊藤公一
編集 北川亘・向笠浩司・渋谷洋

■B5判・二一六頁
■定価六,五〇〇円+税

甲状腺分野のエキスパートを執筆陣に迎えた、甲状腺疾患診療マニュアルの決定版！データを多く用いた解りやすい構成で、甲状腺の基礎知識から、日常臨床でのポイント、どのタイミングで専門病院に紹介するか、専門病院ならではの取り組みまで、幅広く網羅。医療現場に携わるすべての方々にお手元に置いていただきたい一冊です。

■目 次■

I．実地医家のための手引き
1. 甲状腺疾患の頻度、分類
2. 甲状腺疾患を疑うときのアプローチ
3. 診察法（問診、視診、触診）
4. 甲状腺機能のスクリーニング
5. 専門医に送るべきときはいつか
6. 伊藤病院での診療の流れ

II．どのように検査するか？
1. 伊藤病院での各種検査
2. 超音波検査
3. Computed Tomography（CT）検査
4. 核医学検査
5. 穿刺吸引細胞診

III．バセドウ病を診る・治す
1. 臨床症状と診断基準
2. 三大治療法の比較
3. 甲状腺関連眼症（バセドウ病眼症）
4. 抗甲状腺薬治療
5. バセドウ病に対する ^{131}I 内用療法
6. 無機ヨード治療
7. 抗甲状腺薬で副作用が出た場合
8. バセドウ病と不整脈
9. バセドウ病の手術
10. 甲状腺刺激抑制抗体による甲状腺機能低下症

IV．橋本病を診る・治す
1. 臨床症状と診断基準
2. 一般血液検査から橋本病を推定できるか
3. 橋本病の治療
4. 潜在性甲状腺機能低下症は治療すべきか
5. 特殊例
6. ヨウ素摂取が橋本病に及ぼす影響
7. 良性・悪性腫瘍の合併症頻度とその分類
8. 他の自己免疫性疾患の合併について

V．甲状腺腫瘍を診る・治す
1. 甲状腺腫瘍の分類と頻度
2. 甲状腺腫瘍の診断
3. 良性甲状腺腫瘍の手術適応
4. 甲状腺濾胞性腫瘍について
5. 甲状腺悪性腫瘍の手術
6. 甲状腺乳頭癌について
7. その他の甲状腺癌について
8. 甲状腺原発悪性リンパ腫

VI．その他の甲状腺疾患
1. 亜急性甲状腺炎
2. 化膿性甲状腺炎
3. TSH不適切分泌症候群（SITSH）

VII．妊娠合併時に注意すべき3ポイント
1. バセドウ病と妊娠
2. 橋本病（甲状腺機能低下症を含む）と妊娠について
3. 妊娠中の甲状腺、副甲状腺手術

コラム
① 甲状腺の解剖とシェーマ
② 採血室と検査の実際
③ 当院の診療情報管理業務について
④ 医療相談の実際
⑤ 東日本大震災と伊藤病院
⑥ 甲状腺疾患治療薬の大量処方
⑦ ヨウ素摂取とバセドウ病
⑧ PEI（経皮的エタノール注入）治療
⑨ チラーヂンS®の飲み合わせ
⑩ ヨウ素制限食について
⑪ 甲状腺微小癌は手術？経過観察？
⑫ 伊藤病院の手術療法ガイドライン
⑬ リコンビナントTSH（rhTSH）
⑭ 伊藤病院の手術室の紹介
⑮ ^{131}I 内用療法（RI大量療法）
⑯ 甲状腺癌の ^{131}I による外来アブレーション
⑰ 外科手術機材の歴史と紹介
⑱ 大須診療所の紹介
⑲ 患者様向けリーフレット

●お求めはお近くの書店または弊社HPまで●

全日本病院出版会
〒113-0033 東京都文京区本郷3-16-4
TEL：03-5689-5989　FAX：03-5689-8030
http://www.zenniti.com

PEPARS (ペパーズ)

ここまできた！ PEPARSの新境地

眼瞼の美容外科 手術手技アトラス

編集／蘇春堂形成外科院長　野平　久仁彦

No. 87　2014年3月増大号　オールカラー136頁　本体価格5000円＋税

518枚の写真・シェーマが物語る，この説得力—
眼瞼の美容外科の第一線を走るエキスパートが
コマ送りの写真で手術を解説！

埋没式重瞼術：
　皮膚瞼板固定法　鶴切一三／Multiple knot 法　牧野太郎ほか

切開式重瞼術：
　挙筋腱膜前転を加えた皮膚瞼板固定法　野平久仁彦ほか／切開式重瞼術は結果の予測が困難　福田慶三／皮膚切除を伴う切開式重瞼術　倉片　優

上眼瞼形成術：
　重瞼線アプローチ　酒井成身ほか／眉毛下切開と重瞼ラインからのアプローチを併用した上眼瞼のblepharoplasty：術式と適応　与座　聡／眉毛下アプローチ　林　寛子／拡大眉毛下皮膚切除術　一瀬晃洋

眼瞼下垂症手術：
　開瞼抵抗を処理する眼瞼下垂症手術　伴　緑也ほか／挙筋腱膜前転法　野平久仁彦ほか

内眼角形成術：
　Ｚ形成による控えめな切開　福田慶三／Ｚ形成　飯田秀夫ほか

下眼瞼形成術：
　私の行っている下眼瞼形成術—眼輪筋オーバーラップ法によるtear trough deformityの修正—　小室裕造ほか／経結膜的眼窩脂肪移動術による下眼瞼形成術　百澤　明／経結膜脱脂と脂肪注入の組み合わせによる下眼瞼形成術　水谷和則

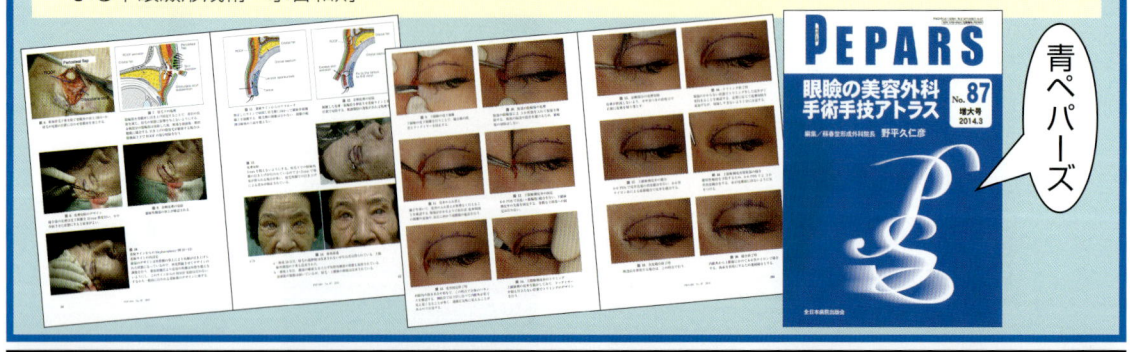

青ペパーズ

（株）全日本病院出版会
〒113-0033　東京都文京区本郷3-16-4
TEL：03-5689-5989　FAX：03-5689-8030
お求めはお近くの書店または弊社ホームページ(http://www.zenniti.com)まで！

FAXによる注文・住所変更届け

改定：2012年9月

　毎度ご購読いただきましてありがとうございます．
　読者の皆様方に小社の本をより確実にお届けさせていただくために，FAXでのご注文・住所変更届けを受けつけております．この機会に是非ご利用ください．

◎ご利用方法
　FAX専用注文書・住所変更届けは，そのまま切り離してFAX用紙としてご利用ください．また，注文の場合手続き終了後，ご購入商品と郵便振替用紙を同封してお送りいたします．**代金が5,000円をこえる場合**，代金引換便とさせて頂きます．その他，申し込み・変更届けの方法は電話，郵便はがきも同様です．

◎代金引換について
　本の代金が5,000円をこえる場合，代金引換(ヤマト運輸)とさせて頂きます．配達員が商品をお届けした際に，現金またはクレジットカード・デビットカードにて代金を配達員にお支払い下さい(本の代金＋消費税＋送料)．(※年間定期購読と同時に5,000円をこえるご注文を頂いた場合は代金引換とはなりません．郵便振替用紙を同封して発送いたします．代金後払いという形になります．送料は定期購読を含むご注文の場合は頂きません)

◎年間定期購読のお申し込みについて
　年間定期購読は，1年分を前金で頂いておりますため，代金引換とはなりません．郵便振替用紙を本と同封または別送いたします．送料無料，また何月号からでもお申込み頂けます．
　毎年末，次年度定期購読のご案内をお送りいたしますので，定期購読更新のお手間が非常に少なく済みます．

◎住所変更届けについて
　年間購読をお申し込みされております方は，その期間中お届け先が変更します際，必ずご連絡下さいますようよろしくお願い致します．

◎取消，変更について
　取消，変更につきましては，お早めにFAX，お電話でお知らせ下さい．
　返品は，原則として受けつけておりませんが，返品の場合の郵送料はお客様負担とさせていただきます．その際は必ず小社へご連絡ください．

◎ご送本について
　ご送本につきましては，ご注文がありましてから約1週間前後とみていただきたいと思います．お急ぎの方は，ご注文の際にその旨をご記入ください．至急送らせていただきます．2～3日でお手元に届くように手配いたします．

◎個人情報の利用目的
　お客様から収集させていただいた個人情報，ご注文情報は本サービスを提供する目的(本の発送，ご注文内容の確認，問い合わせに対しての回答等)以外には利用することはございません．

　その他，ご不明な点は小社までご連絡ください．

株式会社 全日本病院出版会　〒113-0033 東京都文京区本郷3-16-4-7F
電話03(5689)5989　FAX03(5689)8030　郵便振替口座 00160-9-58753

FAX 専用注文書

眼科 1403　　　年　月　日

MB OCULISTA 年間定期購読申し込み（送料弊社負担）
- ☐ 2014 年 1 月〜12 月（No. 10〜21：計 12 冊）（定価 38,880 円）
- ☐ 2013 年 4 月（創刊号）〜12 月（No. 1〜9：計 9 冊）（定価 29,160 円）
- ☐ バックナンバー
  No：

形成外科月刊誌 PEPARS（ペパーズ）　年間定期購読申し込み（送料弊社負担）
- ☐ 2014 年 1 月〜12 月（No. 85〜96：年間 12 冊）（定価 41,040 円）
- ☐ No. 87「眼瞼の美容外科手術手技アトラス」（増大号）（定価 5,400 円）
- ☐ No. 51「眼瞼の退行性疾患に対する眼形成外科手術」（増大号）（定価 5,400 円）
- ☐ バックナンバー
  No：

好評単行本
☐ 医療・看護・介護のための睡眠検定ハンドブック（定価 3,240 円）	冊
☐ イチからはじめる美容医療機器の理論と実践　（定価 6,480 円）	冊
☐ 見落とさない！見間違えない！この皮膚病変　（定価 6,480 円）	冊
☐ 実地医家のための甲状腺疾患診療の手引き　（定価 7,020 円）	冊
☐ "知りたい"めまい"知っておきたい"めまい薬物治療　（定価 4,860 円）	冊
☐ アトラスきずのきれいな治し方改訂第二版　（定価 5,400 円）	冊

☐ その他：
書名「　　　　　　　　　　　　　」冊
書名「　　　　　　　　　　　　　」冊

お名前　フリガナ　　㊞　　診療科

ご送付先　〒　－
☐ 自宅　☐ お勤め先

電話番号　　☐ 自宅　☐ お勤め先

バックナンバー・書籍合計 5,000 円以上のご注文は代金引換発送になります

―お問い合わせ先―
㈱全日本病院出版会営業部
電話 03(5689)5989
http://www.zenniti.com

FAX 03(5689)8030

年　月　日

住所変更届け

お名前	フリガナ		
お客様番号		毎回お送りしています封筒のお名前の右上に印字されております8ケタの番号をご記入下さい。	
新お届け先	〒　　　　都道 　　　　　府県		
新電話番号	（　　　）		
変更日付	年　月　日より	月号より	
旧お届け先	〒		

※ 年間購読を注文されております雑誌・書籍名に✓を付けて下さい。
- ☐ Monthly Book Orthopaedics（月刊誌）
- ☐ Monthly Book Derma.（月刊誌）
- ☐ 整形外科最小侵襲手術ジャーナル（季刊誌）
- ☐ Monthly Book Medical Rehabilitation（月刊誌）
- ☐ Monthly Book ENTONI（月刊誌）
- ☐ PEPARS（月刊誌）
- ☐ Monthly Book OCULISTA（月刊誌）

FAX 03-5689-8030

全日本病院出版会行

眼科実践月刊誌

1冊：3,000円＋税　B5判　オールカラー　約80ページ
＜年間購読＞☆送料無料で毎月号をお手元にお届け☆
　　　2014年年間購読料：38,880円（税込み）（1月号～12月号：計12冊）
　　　2013年年間購読料：29,160円（税込み）（4月創刊号～12月号：計9冊）

◎◎◎特集タイトルのご紹介◎◎◎

No. 1　2013年4月創刊号
眼科CT・MRI診断実践マニュアル　編集企画／後藤　浩（東京医科大学教授）

No. 2　2013年5月号
こう活かそう！OCT　編集企画／飯田　知弘（東京女子医科大学教授）

No. 3　2013年6月号
光凝固療法実践マニュアル　編集企画／小椋祐一郎（名古屋市立大学教授）　加藤　聡（東京大学准教授）

No. 4　2013年7月号
再考！近視メカニズム—実臨床のために—　編集企画／不二門　尚（大阪大学教授）

No. 5　2013年8月号
ぶどう膜炎外来診療　編集企画／竹内　大（防衛医科大学校教授）

No. 6　2013年9月号
網膜静脈閉塞症の診療マニュアル　編集企画／佐藤　幸裕（自治医科大学糖尿病センター教授）

No. 7　2013年10月号
角結膜感染症の外来診療　編集企画／近間泰一郎（広島大学准教授）

No. 8　2013年11月号
糖尿病網膜症の診療　編集企画／北野　滋彦（東京女子医科大学糖尿病センター教授）

No. 9　2013年12月号
緑内障性視神経症の診断　編集企画／富田　剛司（東邦大学医療センター大橋病院教授）

No. 10　2014年1月号
黄斑円孔・上膜の病態と治療　編集企画／門之園一明（横浜市立大学附属市民総合医療センター教授）

No. 11　2014年2月号
視野検査update　編集企画／松本　長太（近畿大学教授）

No. 12　2014年3月号
眼形成のコツ　編集企画／矢部比呂夫（水車橋クリニック）

No. 13　2014年4月号

視神経症のよりよい診療

編集企画／三村　治（兵庫医科大学教授）

＜目次＞
1. 視神経症の診察法 ……………………………………………………………… 鈴木　利根
2. 視神経疾患の画像診断 ………………………………………………………… 橋本　雅人
3. 特発性および脱髄性視神経炎 ………………………………………………… 木村亜紀子
4. 抗アクアポリン4抗体陽性視神経炎 ………………………………………… 毛塚　剛司
5. 非動脈炎性虚血性視神経症 …………………………………………………… 宮本　和明
6. 動脈炎性虚血性視神経症 ……………………………………………………… 中馬　秀樹
7. 遺伝性視神経症 ………………………………………………………………… 中村　誠
8. 外傷性視神経症 ………………………………………………………………… 敷島　敬悟
9. 圧迫性視神経症 ………………………………………………………………… 新明　康弘
10. 中毒性視神経症 ………………………………………………………………… 山上　明子

ご注文はお近くの書店，または弊社へご用命ください．

Monthly Book オクリスタ OCULISTA

編集主幹／村上　晶（順天堂大学教授）　高橋　浩（日本医科大学教授）

創刊の言葉

　眼科プライマリーケアを担うクリニックの先生方は，眼のゲートキーパーとして実に多様な疾患を扱っていますが，そのなかで高度な判断を求められることも多いと思われます．一方，専門的な治療にあたっている眼科医師も，専門外の分野とオーバーラップする疾患をもつ症例の診療にあたることは少なくありません．日常の診療にあって，踏み込んだ内容で確認しておきたいことや，いろいろな分野での新しい動きを知っておきたいと感じることが少なくないと思います．そういう時に入門書よりは踏み込んだ内容でかつ専門外の分野であってもある程度ついていける総説にめぐりあえると実に嬉しいものです．このたび創刊される Monthly Book OCULISTA は，扱う内容をできるだけ絞りこみ短時間で読みきれる量でサイズもコンパクトにまとまった実践的眼科月刊誌を目指しました．毎号ざっと目を通していただいたあと先生方の書架の片隅においていただいて，いざという時に必要な冊子だけ持ち出して再読していただけるような雑誌になってくれればと考えています．多くの優れた総説誌やテキストが刊行されているなかで，新しい切り口で日常診療に求められているテーマを選び，執筆をお願いする先生方の豊かな学識とご経験を反映するものにしていきたいと思います．
　ちなみに，"OCULISTA"はイタリア語で「眼科医」という意味ですが，この誌名には，常に眼科臨床医のそばにあってなくてはならない実践書でありたいという願いが込められています．
　この創刊をお手伝いした者として，本誌が先生方の診療の一助となることを祈願しております．

編集主幹　順天堂大学教授　村上　晶

　本誌を発行する全日本病院出版会からは，皮膚科領域の Derma.（デルマ），耳鼻咽喉科・頭頸部外科領域の ENTONI（エントーニ），形成外科領域の PEPARS（ペパーズ）といった総特集形式の Monthly Book が以前から出版されており，各領域の医師から好評を得ています．実は，タイトルに惹かれて私が初めて買った Monthly Book は上記 PEPARS の眼瞼手術特集号でしたが，コンパクトにテーマを絞り込んだ内容を見て，同様の Monthly Book を眼科領域で出版して欲しいと思ったものでした．その希望が叶ったのみならず，編集主幹のお手伝いをさせて頂きながら，自分が手元に欲しいテーマをあれこれ考えるのは大変な幸せと言うほかありません．創刊号から「CT・MRI 診断」，「OCT」など，臨床現場で役に立つことを一番に考えた特集が次々に刊行されます．Monthly Book ならではの（書籍ではなかなかできない）テーマの絞り方に多くの先生方の支持が得られることを祈って創刊の辞とさせて頂きます．

編集主幹　日本医科大学教授　高橋　浩

推薦のことば

吉村長久先生（京都大学教授）

　Monthly Book OCULISTA の第 1 号である「眼科 CT・MRI 診断実践マニュアル」を読みました．これは，大変良く出来ていると思います．
　Monthly Book OCULISTA は毎月テーマを決めて，コンパクトに絞り込んだ情報をビジュアルにまとめ，眼科臨床医が知識の整理と最新の知見を分かりやすく提供してくれます．それぞれの記事は入門書のように平板なものではありません．しかし，専門的すぎるわけでもありません．患者さんを診察している眼科臨床医が手に取って読むと，知識の整理ができますし，足りなかった知識を補うこともできます．不思議なことに，このような書物はこれまでなかったようです．次の特集である「こう活かそう！ OCT」も楽しみです．今後，編集主幹の村上教授と高橋教授がどのようなテーマを取り上げられるのか，Monthly Book OCULISTA に注目です．

推薦のことば

大橋裕一先生（愛媛大学教授）

　読者を惹きつけるため，最新のトピックスを核に特集を組むのは月刊誌の常套手段である．だが，毎号，毎号，新たな企画を考えるという作業は決して楽なものではない．ある雑誌の編集委員をしている関係で，この辺りの事情はとてもよく分かる．しかしである．この弱肉強食の世界に新たな挑戦者が現れた．それが OCULISTA である．
　順天堂大学の村上教授，日本医科大学の高橋教授の俊英コンビの手になる本誌，通常の路線では厳しいとの判断であろうか，雑誌としての贅肉を削ぎ落とす中，必要情報を最大限に網羅するという奇襲作戦に出た．限られたスペースの中に可能なだけの量の記事をパックするというコンセプトは斬新である．各誌の構成が金太郎飴的になりつつある中，差別化を図ろうとする姿勢は実に頼もしい．OCULISTA が眼科医のファンタジスタ（FANTASISTA）として活躍してくれることを心より期待している．

全日本病院出版会　〒113-0033 東京都文京区本郷 3-16-4　Tel：03-5689-5989
http://www.zenniti.com　　　　　　　　　　　　　　　　　Fax：03-5689-8030

次号予告（6月号）	掲載広告一覧	
	シード	前付 6
	メジカルビュー社	47
	アルファコーポレーション	48
	日本コンタクトレンズ	65

これから始めるロービジョン外来ポイントアドバイス

編集企画／さど眼科院長　佐渡　一成
　　　　　国立障害者リハビリテーションセンター
　　　　　　　　　　　　　仲泊　聡

1. ロービジョンケアを始めるための道具の準備………………………永井　春彦
2. 羞明への対応………………………守本　典子
3. 拡大読書器の選定と指導について………斉之平真弓
4. IT機器の応用………………………三宅　琢
5. ロービジョン患者の屈折矯正(眼鏡)………川端　秀仁
6. 身体障害者手帳・障害年金の書類の書き方
　　　　　　　　　　　　　　　　……西田　朋美
7. 眼科医が知っておくべき日常生活訓練・歩行訓練………………………田中　憲児
8. 他業種との連携(スマートサイト)………川瀬　和秀
9. 最新の治療とロービジョンケア………加藤　聡
10. 告知：いかに伝えるか(網膜色素変性を中心に)
　　　　　　　　　　　　　　　　……佐渡　一成
11. 遺伝相談：主治医としてのかかわり方……岩田　文乃

編集主幹：村上　晶　順天堂大学教授
　　　　　高橋　浩　日本医科大学教授

No. 14　編集企画：
　　前田直之　大阪大学教授

Monthly Book OCULISTA　No. 14
2014年5月15日発行（毎月15日発行）
定価は表紙に表示してあります．
Printed in Japan

発行者　末定　広光
発行所　株式会社　全日本病院出版会
〒113-0033　東京都文京区本郷3丁目16番4号7階
　　電話　(03)5689-5989　Fax (03)5689-8030
　　郵便振替口座 00160-9-58753
印刷・製本　三報社印刷株式会社　電話 (03)3637-0005
広告取扱店　㈱メディカルブレーン　電話 (03)3814-5980

© ZEN・NIHONBYOIN・SHUPPANKAI, 2014

・本誌に掲載する著作物の複製権・翻訳権・上映権・譲渡権・公衆送信権（送信可能化権を含む）は株式会社全日本病院出版会が保有します．
・JCOPY＜(社)出版者著作権管理機構　委託出版物＞
本誌の無断複写は著作権法上での例外を除き禁じられています．複写される場合は，そのつど事前に，(社)出版者著作権管理機構（電話03-3513-6969，FAX 03-3513-6979，e-mail: info@jcopy.or.jp）の許諾を得てください．
・本誌をスキャン，デジタルデータ化することは複製に当たり，著作権法上の例外を除き違法です．代行業者等の第三者に依頼して同行為をすることも認められておりません．